AF450653

ABRÉGÉ D'ANATOMIE,

POUR

L'INSTRUCTION

DES ÉLEVES-CHIRURGIENS
De la Marine de l'École de Brest.

Par *Monfieur* DE COURCELLES,
Médecin du Roi & Affocié libre de l'Académie de Marine.

TROISIEME PARTIE.
ANGIOLOGIE.

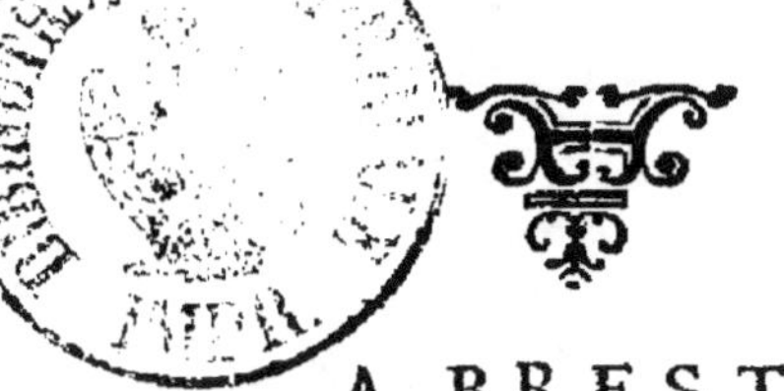

A BREST,

Chez ROMAIN MALASSIS, Imprimeur
du Roi & de la Marine.

—————————

M. DCC. LIII.

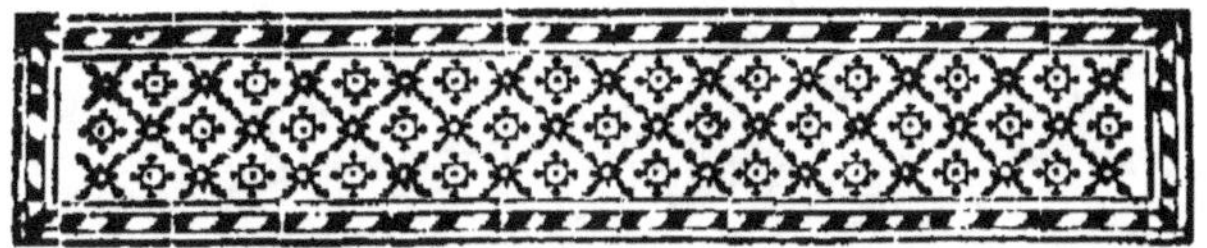

EXTRAIT DES REGISTRES
de l'Académie de Marine.

Du 11 Janvier 1753.

MESSIEURS LE COMTE DE ROQUEFEUIL & BORY, qui avoient été nommés pour examiner *l'Angiologie*, troisième partie d'un abrégé d'Anatomie par M. de Courcelles Médecin de la Marine, en ayant fait leur rapport, l'Académie a jugé que cet ouvrage seroit très-utile pour l'instruction des Éleves-Chirurgiens de la Marine ; en foi de quoi j'ai signé le present Certificat. A Brest lesdits jour & an que dessus.

Signé, CHOQUET, *Secretaire de l'Académie de Marine.*

ABRÉGÉ

ABREGÉ D'ANATOMIE.

ANGIOLOGIE.

'ANGIOLOGIE traite des vaisseaux sanguins. Elle en décrit la structure, l'origine, le cours & les distributions.

Les Vaisseaux sanguins sont des canaux ou conduits membraneux qui servent à charrier le sang, à le porter du cœur à toutes les parties & à le rapporter des parties au cœur. Ceux qui reçoivent le sang du cœur pour le distribuer aux parties, ont été nommés *Artères*. On a donné le nom de *Veines* à ceux qui rapportent le sang des parties au cœur. Ces deux espèces de vaisseaux se ressemblent à l'extérieur, quoique leur structure ne soit pas la même, & que l'on y obſerve, ſoit dans le corps vivant, ſoit dans les cadavres, des differences aſſez grandes.

Les accidens toujours fâcheux & ſouvent mortels, qui ſuivent la léſion des vaiſſeaux & principalement celle des artères, rendent l'étude de cette partie de l'Anatomie très-néceſſaire. Un Chirurgien jaloux de ſa réputation & du ſalut des malades confiés à ſes ſoins, ne ſçauroit donc trop s'appliquer à bien connoître la poſition des vaiſſeaux, & les routes qu'ils ſuivent dans leurs diſtributions, afin de les épargner dans les differentes inciſions qu'éxigent les diverſes maladies du corps humain, ou de ſe précautionner contre les hémorragies, s'il ne peut ſe diſpenſer de les entamer.

DES ARTERES ET DES VEINES
en général.

LEs Artères ſont des canaux membraneux, élaſtiques, capables de dilatation & de contraction, qui vont en décroiſſant à meſure qu'en s'éloignant de leur origine ils ſe diviſent & ſe ramifient. Elles naiſſent toutes du cœur par deux troncs principaux qui recoivent le fang des ventricules pour le diftribuer par une infinité de ramifications à toutes les parties qui entrent dans la compofition du corps humain.

Les Anatomiftes ne s'accordent point entr'eux fur le nombre ni fur la nature des envelopes ou tuniques qui entrent dans leur texture. Les uns en comptent jufqu'à fix, pendant que d'autres les reduifent à deux ou trois. Voici ce que la diffection nous en apprend.

Les Artères empruntent en divers endroits des parties qui leur font contigues, une envelope membraneufe qui ne les recouvre qu'en partie & que l'on a regardé comme leur tunique extérieure. A leur fortie du cœur elles font renfermées dans un prolongement du pericarde qui les envelope jufqu'à une certaine diftance, & les abandonne bientôt. La plevre & le peritoine recouvrent dans la poitrine & l'abdomen l'Aorte defcendante & plufieurs des branches qui en naiffent immédiatement. La dure-mere fournit une gaîne à la carotide, à fon entrée dans le crane. Mais doit-on regarder comme une tunique des artères, une envelope qu'elles n'ont que d'emprunt, qui n'en recouvre qu'une portion & qui ne fe trouve que dans certaines parties, pour des raifons particulières; comme lors qu'il faut fortifier une artère dans les endroits où elle fe trouve plus expofée que dans d'autres, à l'impulfion du fluide; ou lorfqu'il faut contrebalancer la réfiftance que lui oppofe quelque corps folide fitué à l'oppofite; ou quand il faut la mettre à l'abri de la compreffion, &c. Les artères qui montent le long du col, celles qui plongent dans la fubftance des vifcères, ou qui fe diftribuent dans le corps des mufcles font-elles revêtues d'une pareille membrane? On n'y découvre qu'un tiffu cellulaire, plus ou moins lâche, qui les environne extérieurement, fans aucune apparence de membrane.

Une toile cellulaire & rougeatre revêt extérieurement les artères, & forme autour d'elles un fourreau qui les fuit dans tout leur trajet. On pourroit donc la regarder comme une de leurs tuniques, fi elle n'étoit pas commune à toutes les parties molles du corps : c'eft le lien dont la nature fe fert pour les unir les unes aux autres. Les artères carotides, les méfenteriques, les cœliaques, les hépatiques, les axillaires & les crurales, en font furtout abondamment pourvuës. Elle eft compofée de plufieurs couches ou feuillets celluleux, déliés & tranfparens. Les feüillets ex-

térieurs ont leur tiffu plus lâche & leurs
cellules plus grandes , & remplies d'une
humeur huileuſe. Quand elles ſont vuides,
elles s'affaiſſent les unes ſur les autres , &
ne paroiſſent plus faire qu'une ſeule membrane compoſée de pluſieurs couches. A
meſure que les feuillets deviennent plus in-
térieurs & approchent davantage de l'axe
des artères , ou qu'ils ſont preſſés par les
parties environnantes , leur tiffu devient
plus ſerré & plus compacte, & paroit comme tendineux , tant il eſt denſe & fort.
Mais en écorçant avec la pointe du Scal-
pel les divers feuillets de cette toile cellulaire , ſurtout après l'avoir fait macérer ,
on reconnoît que les couches les plus intérieures ne différent des extérieures que
par la fineſſe de leur tiffu qui eſt plus ſerré & plus preſſé. Elles s'exténuent & s'a-
minciſſent de plus en plus par la macéra-
tion ; & à la fin ce que l'on regardoit comme une ſubſtance tendineuſe , ne paroît plus
que ſous la forme d'un tiffu cellulaire.

Toutes les cellules dont cette toile eſt
compoſée, communiquent les unes avec les
autres & renferment une humeur huileuſe
plus ou moins abondante, ſuivant l'embon-
point du ſujet. Elle y eſt dépoſée par les
rameaux des vaiſſeaux propres des artères.
Celle qui remplit les cellules extérieures

eft plus groflière & quelquefois figée. Celle des cellules intérieures eft plus fine & plus atténuée ; l'une & l'autre fert à entretenir la loupleffe des tuniques artèrielles.

Cette graiffe s'endurcit quelquefois dans fes propres cellules & devient comme plâtreufe. On fent entre les doigts des efpèces de durillons que l'on a pris pour des glandes auxquelles on a attribué la fonction de filtrer cette férofité fine qui lubrefie l'interieur des artères. Il n'en a pas fallu davantage pour établir dans les artères une tunique glanduleufe. Mais on peut affurer que cette tunique n'a été apperçuë que par les yeux de l'imagination.

Une multitude d'artèrioles & de petites veines rampent fur cette toile cellulaire & lui communiquent une couleur rougeâtre ; on les apperçoit fenfiblement fur les gros troncs. Elles viennent des troncs voifins & portent aux artères la nourriture dont elles ont befoin. Elles forment tout à l'entour & entre les feüillets de ce tiffu , un réfeau vafculaire dont on a fait une tunique particulière que l'on a nommée *tunique vafculaire*. Mais peut-on dire avec verité que ces vaiffeaux forment une veritable envelop: autour des artères? On doit dire la même chofe des filets nerveux affez confidérables qui rampent le long de la fur-

face des artères & qui fe perdent dans le tiffu cellulaire, comme à la croffe de l'aorte & le long de la carotide interne.

La toile cellulaire affujettit les artères & les lie aux parties voifines, fans gêner leur action & fans s'oppofer à leurs battemens. Elle empêche qu'elles ne foient fi facilement comprimées : elle offre un paffage fûr aux vaiffeaux de leurs autres tuniques. Ses couches intérieures étant plus denfes & plus ferrées bornent la tunique mufculeufe, l'empêchent de s'étendre outre mefure ; elles la refferrent en même tems & en augmentent la force. L'humeur huileufe qu'elle contient dans fes cellules fert à entretenir la foupleffe des autres tuniques.

Après avoir enlevé exactement toutes les couches de la fubftance cellulaire qui environne les artères, on rencontre la tunique mufculaire, que l'on doit confidérer comme la première de leurs tuniques propres. Ses fibres font circulaires & forment des efpèces d'anneaux pofés de champ les uns fur les autres tout le long du canal artèriel. On n'y apperçoit point de fibres longitudinales. Ces anneaux font unis entr'eux extérieurement par la toile cellulaire, & intérieurement par la tunique interne. Ils font très-apparents & affés fo-

lides dans les gros troncs, où ils paroiſ-
fent manifeſtement compoſés de pluſieurs
couches. On a plus de peine à les démon-
trer dans les petits troncs.

Les fibres muſculaires ne forment pas
des cercles entiers, ni totalement déta-
chés les uns des autres. Les cercles ſupé-
rieurs s'uniſſent & communiquent avec les
inférieurs par des filets obliques qu'ils leurs
envoyent, ou par l'inſertion de leurs extrémités. La couleur blanche & très-peu
rougeâtre de ces fibres a fait croire à quelques Auteurs, qu'elles n'étoient pas veri-
tablement muſculaires, qu'elles n'étoient
que tendineuſes. Mais elles ont la forme
des fibres muſculaires des muſcles : elles
ſont diſpoſées en faiſceaux très-ſenſibles:
elles rougiſſent ſouvent dans les violens
efforts : d'ailleurs la couleur rouge n'eſt
pas eſſentielle aux fibres muſculaires. Ce
que celles-ci ont de particulier c'eſt qu'elles
ſont plus fragiles quand on les tire; elles
ſe coupent ſans laiſſer aucun veſtige de fi-
lamens, & elles ont une grande élaſticité.

Les fibres muſculaires des artères ne ſont
point une ſuite de celles du cœur comme
quelques uns l'ont penſé. Si quelques filets muſculeux ſortis du cœur, ſe répandent
ſur la racine de l'aorte & de l'artère pulmonaire, ils ne pénétrent pas dans l'intérieur de ces vaiſſeaux.

Sous la tunique muſculaire eſt placée
la tunique interne. Un tiſſu cellulaire très-
fin & très-délié, placé entre deux, les col-
le intimement l'une à l'autre. C'eſt une tunique fort mince, liſſe, polie & rougeâtre,
qui revet partout les fibres charnues pour
empêcher le ſang de s'inſérer dans leurs in-
terſtices. Elle eſt criblée de petits pores im-
perceptibles par où ſuinte la liqueur qui
l'humecte continuellement. On remarque
à ſa ſurface interne des eſpèces de plis ou
ſillons qui ſuivent la longueur des artères.
Ils ſont très-ſenſibles dans les artères iliaques. Mais on n'y trouve point de valvules, ſi ce n'eſt à leur ſortie du cœur. Lan-
ciſi a cru y en trouver ; mais il a pris pour
des valvules des ſillons ou canelures annu-
laires, que l'on apperçoit dans l'intérieur des petites artères & qui ſont formés par les faiſceaux circulaires des fibres
muſculeuſes.

On remarque encore dans l'intérieur des
artères, à la naiſſance de chaque branche,
une eſpèce de digue ou d'éperon placé au
bord de l'orifice le plus éloigné du cœur.
Cet éperon eſt fort ſenſible dans les groſſes
branches : on le découvre auſſi dans les petits rameaux : maisil eſt d'autant plus ſaillant
que les angles que font les rameaux avec les
troncs ſont plus aigus : il eſt moins apparent

aux orifices des branches qui fortent des troncs à angle droit. Les artères émulgentes n'en ont point ou prefque point. Ces éperons font formés par la rencontre & l'addoffement des fibres mufculaires qui, en approchant du point de la divifion, s'élevent de chaque côté & dont les branches vont fe réünir & former un angle curviligne en s'addoffant. On a d'abord regardé ces éperons comme des digues contre lefquelles le fang va heurter, pour fe réfléchir & fe détourner vers les orifices des rameaux ; & en conféquence on a cru qu'ils avoient été formés pour déterminer le fang qui coule dans un tronc à entrer dans les ramifications: mais pourquoi font-ils plus faillans dans les rameaux qui naiffent de leurs troncs à angles aigus, dans lefquels le fang entre par conféquent avec plus de facilité, pendant que l'on en voit à peine des traces à l'orifice des petits rameaux & des branches qui naiffent des troncs à angle droit, où le fang auroit plus befoin de trouver de ces fortes de digues pour les enfiler ?

Les artères commencent à fe partager en fortant du cœur. Elles jettent de leur tronc principal des branches qui fe divifent en rameaux : ceux-ci fe partagent à leur tour & fe foudivifent en d'autres & ainfi fucceffivement. Quand on a fuivi ces ramifications jufqu'à un certain point, on rencontre des rameaux fi déliés & fi fins, qu'on les compare à des cheveux, d'où vient le nom *d'artères capillaires* qu'on leur a donné. Après cela on les perd de vuë: il n'eft même pas toûjours poffible de les fuivre jufques-là.

Les angles que les branches forment avec leurs troncs, font le plusfouvent aigus : en quelques endroits ils font droits ou même obtus. Ordinairement les gros rameaux naiffent de leurs troncs à angles aigus : les petits qui font à peine fenfibles naiffent fous des angles plus ouverts & très-variés. Les troncs s'élargiffent avant de fe divifer : mais les rameaux font un peu étranglés à leur naiffance, c'eft à dire qu'ilsont un efpèce de col plus étroit que la portion du canal qui fuit immédiatement : intérieurement leurs orifices font garnies d'éperons, comme il vient d'être dit.

A mefure que les artères fe ramifient elles vont en décroiffant : les branches font manifeftement plus petites que les troncs d'où elles partent : les troncs même après les grandes divifions, ont un calibre plus petit. Cette diminution fucceffive du calibre des artères a fait croire qu'elles avoient une forme conique. On a confideré l'aorte & l'artère pulmonaire comme des cones allongés qui avoient leur baſe au cœur & leur ſommet ou leur pointe, à l'origine des veines. Mais ſi l'on ſe donne la peine de meſurer exactement un tronc artèriel quelconque & les branches qui en naiſ-ſent, dans un trajet continu qui ne ſe divi-ſe pas, ou qui ne jette que de très-petits rameaux, on ſe convaincra à vuë d'œil que leur calibre eſt partout le même ſans dimi-nution & que leur forme eſt vraiment cy-lindrique. Les artères capillaires paroiſſent encore moins coniques que les autres: celles qui forment les reſeaux, ne perdent pas de leur diamêtre lorſqu'elles ſe partagent ou qu'elles s'anaſtomoſent entr'elles : les extré-mités arterielles qui vont aboutir aux raci-nes des veines, conſervent le même calibre, autant qu'on en peut juger. Ainſi au lieu de regarder les artères comme des cones allon-gés, on doit plûtôt les regarder comme des canaux cylindriques compoſés d'une multi-tude de petits cylindres unis bout à bout.

Le calibre des artères diminuë à me-ſure qu'elles ſe ramifient. Chaque rameau eſt évidemment plus petit que le tronc d'où il part : mais tous les rameaux qui naiſ-ſent d'un tronc, pris enſemble, offrent un calibre plus grand que celui du tronc : ainſi le ſang paſſe d'un lit plus étroit dans un plus large. Pluſieurs Auteurs ont entrepris de déterminer & de calculer le rapport des cavités des branches avec celles des troncs : mais ces rapports font auffi variés que les differens fujets & ne fuivent point de loi conftante. La feule que la nature fuive, eft que les capacités des branches prifes enfemble font plus grandes que celles de leur tronc.

M. Keil en partant de ce principe que les rameaux pris enfemble ont toûjours une plus grande aire que leur tronc & que la capacité des artères augmente à chaque divifion, fuivant une raifon conftante, à voulu déterminer par le calcul le nombre des divifions des artères dans toute leur longueur jufqu'à l'endroit où elles deviennent capillaires, & il a prétendu établir comme une loi générale, qu'à la quarantième divifion le diamétre des artères étoit égal à celui d'un cheveu. Il s'enfuivroit de là que les artères les plus longues n'auroient pas plus ds rameaux que les plus courtes : ce qui eft abfolument faux. Il y a de gros troncs, comme les artères emulgentes, qui ne parcourent qu'un petit efpace avant de fe divifer en rameaux capillaires ; Il y en a d'autres au contraire, comme les artères mefenteriques qui fe prolongent beaucoup, & qui jettent une infinité de rameaux avant de devenir ca-

pillaires. Des troncs à-peu-près les mêmes
peuvent donc fournir plus ou moins d
branches avant de se terminer en filets in
sensibles : il n'est donc pas possible de fixe
le nombre des branches qui doivent s
détacher des troncs d'une artère; leurs di
visions ne sont assujetties à aucune regl
constante & elles décroissent inégalement

La direction des artères varie suivan
la position des parties auxquelles elles s
distribuent. Leurs ramifications capillaires, avant de se dérober aux yeux, communiquent souvent & s'abbouchent les unes
aux autres : elles forment par leurs fréquentes anastomoses des réseaux très-variés sur
toutes les parties, particulièrement sur les
parties membraneuses. A ces premiers réseaux en succedent d'autres plus petits jusqu'à ce que les artères se transforment en
veines

La disposition des extrémités capillaires n'est cependant pas uniforme. Elle est
differente suivant la structure des parties
ou suivant les vûes de la nature. Ici les artères forment des espèces de pinceaux; là
elles s'arrangent comme les branches des
arbres : en quelques endroits elles marchent
parallellement, & forment des espèces de
franges ou de zig-zags ; & en d'autres
elles ressemblent à des rayons. Dans certaines

taines parties elles se terminent en conduits excréteurs; dans d'autres elles dégénérent en artères sèreuses ou lymphatiques ou en artères exhalantes; enfin elles se transforment en veines.

Pour expliquer l'artifice de cette transformation, quelques-uns ont imaginé entre les extrémités des artères & les racines des veines, des petites vesicules percées en manière d'arrosoirs, d'où ils supposoient que partoient les vaisseaux lymphatiques & sécrétoires. Cette opinion a regné long tems dans les écoles, même depuis que Leewenhoek avec ses microscopes, & Rhuisch par la finesse de ses injections, ont démontré invinciblement que les artères & les veines ne faisoient le plus ordinairement qu'un canal continu. Tantôt les extrémités artèrielles se replient en arcs & se changent en canaux veineux. Tantôt ce sont des rameaux qui se détachent des côtés des artères pour aller s'implanter dans les veines.

Quoique suivant les observations les plus éxactes, les artères paroissent s'abboucher immédiatement avec les veines & ne faire qu'un canal continu, cette continuité ne paroît cependant pas être une loi si constante de la nature, qu'il n'y ait pas d'exceptions, ni d'interruption entre les extrémités des artères & les racines des veines dans quelques parties. Car il est certain que le sang s'extravase dans le tissu de la verge, de la rate, des mammelles, du vagin : il se repand de même dans un assemblage de cellules dans le tissu de la matrice. Il n'y a donc pas de continuité immédiate entre les artères & les veines de ces parties. Tout ce qu'on pourroit dire, c'est qu'il peut se faire que les extrémités artérielles ne versent pas le sang dans ces cellules ; il peut de ces extrémités sortir des veinules qui répandent ensuite le sang dans ces espaces ; & enfin ce sang épanché peut être repris par de plus gros troncs veineux.

Les veines sanguines commencent où les artères finissent. On peut même les considérer en général comme leur prolongement. A leur naissance ce ne sont que des petits conduits extrémement déliés qui, par leur réunion, forment des rameaux plus gros: ces rameaux forment à leur tour des branches & ces branches des troncs qui vont aboutir au cœur directement ou indirectement.

Les veines accompagnent ordinairement les canaux artèriels dans leur cours & portent les mêmes noms. Leurs ramifications sont plus nombreuses. Aux extrémités, l'on compte ordinairement deux veines pour une artère. Il y en a de folitaires en plufieurs endroits, c'eft-à-dire, qu'elles n'accompagnent aucune artère. Celles-ci font placées à la furface des parties externes & rampent fous la peau. Les rameaux veineux s'anaftomofent plus fréquemment entr'eux que les rameaux artèriels: ce ne font pas feulement les petites ramifications qui communiquent ainfi les unes avec les autres ; on remarque très-communément de pareilles communications entre des rameaux affez confidérables, tant de droite à gauche, que de haut en bas.

La ftructure des veines eft bien differente de celle des artères. Leurs tuniques font plus minces & plus difficiles à féparer. Elles font récouvertes extérieurement d'un tiffu cellulaire moins épais qui leur fert de gaîne. Sous cette gaîne fe rencontre la tunique mufculaire qui eft moins forte & compofée uniquement de fibres longitudinales. Leur tunique interne eft liffe & polie, moins fragile & prêtant plus que celle des artéres.

Les veines s'affaiffent quand elles font abbandonnées à elles-mêmes. Elles ne battent point comme les artéres ; leurs tuniques étant beaucoup plus minces, ont

B ij

auſſi moins de reſſort, elles prêtent davantage & ſont capables d'une grande dilatation : un même degré de force les dilatera donc plus que les artéres. De-là vient la difficulté qu'il y a de comparer leurs capacités & de déterminer le rapport du calibre des veines à celui des artères. On ſçait en général que la capacité des veines ſurpaſſe celle des artéres correſpondantes : les uns ont avancé qu'elles étoient doubles, d'autres triples, d'autres quadruples ; mais leur grande dilatabilité ne permet pas de prendre des meſures juſtes, ni par conſéquent de fixer exactement le rapport du calibre des veines avec celui des artéres.

L'intérieur de la plûpart des veines eſt garni de valvules ou de repiis de la tunique interne, taillés en forme de croiſ-ſans fort minces, placés de diſtance en diſtance. Ces valvules forment une poche oblongue ou une moitié de ſac. Leur croiſſant regarde le cœur & le fond la partie qui en eſt la plus éloigné. Elles ſont ordinairement au nombre de deux oppoſées l'une à l'autre. On en trouve quelques fois trois, quatre ou cinq. Quelquefois auſſi elles ſont ſolitaires. Elles ſont placées principalement aux endroits où les rameaux s'inférent dans leurs troncs : leur bord flotant n'en recouvre cependant pas les orifices, & n'empêche pas par consé-quent le fang de fe dégorger des rameaux dans les troncs. Leur principal ufage eft de foutenir la colonne de fang, de l'em-pêcher de pefer fur celle qui fuit, & de la déterminer vers le cœur.

Toutes les veines n'ont pas des valvu-les. Celles des vifcères profonds n'en ont point. Il n'y en a pas dans celles du cer-veau, des poulmons, du cœur, du foye, des reins, de la matrice, ni dans tout le fyfteme de la veine porte. Il n'y en a point dans le tronc inférieur de la veine cave jufqu'aux iliaques, non plus que dans cel-les qui n'ont qu'un très-petit calibre. Les valvules font plus fréquentes à mefure que les veines s'éloignent davantage du cœur. Elles font très-nombreufes aux extrémités, dans les veines du col, de la face, de la langue, de la verge, &c. On a cru en ap-percevoir dans la veine azygos ; mais cet-te obfervation a befoin d'être confirmée.

Outre les artères & les veines fanguines il y a encore des *Artères* & des *Veines lymphatiques* dans lefquelles coulent des li-queurs beaucoup plus fubtiles que le fang. Leur extréme fineffe ne permet pas d'en fuivre le cours. J'aurai occafion d'en par-ler ailleurs. Je me borne ici à donner une defcription fuffifamment détaillée des principales divifions des arteres & des veines fanguines, pour pouvoir les rechercher dans les cadavres & s'affurer de la pofition des principales ramifications dont la léfion peut être de conféquence. Je partagerai cette partie en deux fections. La première contiendra la defcription des Artères & la feconde celle des Veines.

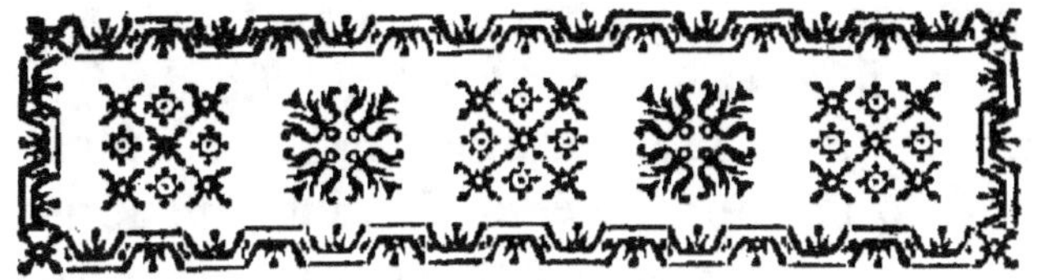

SECTION I.

DES ARTERES.

Toutes les Artères naiſſent du cœur par deux gros troncs. Le premier part du ventricule droit & a été nommé *Artère pulmonaire.* le ſecond ſort du ventricule gauche, & a été nommé *Aorte* ou *Grande Artère.*

I.

DE L'ARTERE PULMONAIRE.

L'Artère pulmonaire ainſi nommée par-ce qu'elle ne ſe diſtribuë qu'aux poumons, naît du ventricule droit du cœur, par un gros tronc qui ſe porte preſque directement en haut. Après un trajet d'environ deux pouces, ce tronc ſe diviſe en

B iiij

deux grosses branches qui font entr'elles
un angle assez obtus. La branche droite
qui se distribue au poumon droit, est plus
grosse que l'autre : elle est aussi plus longue, parcequ'elle passe sous la courbure
de l'aorte. La branche gauche est moins
grosse & moins longue & se porte presque horisontalement au poumon gauche,
Ces deux branches étant arrivées aux poumons, se divisent & se soudivisent, dans
leur substance, en une infinité de ramifications qui accompagnent celles des bronches.

I I.

DE L'AORTE.

L'Aorte que l'on nomme aussi *Grande
Artère* , parcequ'elle se distribue à
toutes les parties, prend naissance du ventricule gauche du cœur, à côté & un peu
en arrière de l'artère pulmonaire. Elle s'é-
léve obliquement de gauche à droite & de
devant en arriere , glissant entre le tronc
de l'artère pulmonaire & la veine cave.
Arrivée à la hauteur de la bifurcation de
l'artere pulmonaire , elle se releve en se
courbant de droite à gauche & de devant

en arrèire. Elle paſſe par devant la branche droite de l'artere pulmonaire, vis-à-vis la ſeconde vertébre dorſale : elle deſcend enſuite dans le même ſens, paſſe ſur la branche gauche de la trachée artère, vient gagner l'épine du dos, pour deſcendre le long de la partie latérale gauche du corps des vertébres. Après avoir traverſé le diaphragme, elle gagne peu-à-peu la partie antérieure du corps des vertébres lombaires. Parvenuë au deſſus de la derniere, elle ſe partage en deux groſſes branches nommées *Arteres Iliaques.*

DIVISION GÉNÉRALE
de l'Aorte.

L'Aorte depuis ſa naiſſance juſqu'à ſa bifurcation, ſe diviſe communément en deux portions principales. La première s'étend depuis ſa ſortie du ventricule gauche juſqu'à la fin de ſa courbure, & fournit des rameaux à la tête, aux extrémités ſuperieures & à une partie du thorax. On la nomme *Aorte aſcendante.* La ſeconde commence où la première finit & s'étend juſqu'à la bifurcation, & ſe nomme *Aorte deſcendante.* On y diſtingue encore une portion ſupérieure qui s'étend depuis la croſſe juſqu'au diaphragme & ſe diſtribuë au thorax ; & une portion inférieure qui s'étend depuis le diaphragme jufqu'à la bifurcation , & fe diftribuë au bas ventre.

DIVISION DE L'AORTE
afcendante.

L'Aorte afcendante fournit lés *Artères Coronaires*, *les Carotides & les Souclavières.*

I°.

LES ARTERES CORONAIRES.

Les Artères Coronaires au nombre de deux , rarement trois, font ainfi nommées parcequ'elles paroiffent embraffer la bafe du cœur en manière de couronne. Elles naiffent immédiatement du principe de l'Aorte au deffus des valvules femi-lunaires , environ un demi-pouce au deffus de l'orifice du ventricule gauche. L'une part de la partie antérieure & latérale de l'Aorte , c'eft la *Coronaire droite* ; l'autre fort de la partie latérale & poftérieure , c'eft *la Coronaire gauche.*

1°. La Coronaire droite forme un contour qui embraffe la bafe du cœur. Elle envoye dès fa naiffance, à diverfes diftances, trois rameaux principaux fur la furface convexe & fur le côté du ventricule

droit : enfuite fon tronc s'avance en gliſſant entre la baſe du cœur & l'oreillette droite & va gagner la rainure de la ſurface platte
dont il ſuit la direction , jettant des ramifications à droite & à gauche.

2°. La Coronaire gauche ſe partage
dès ſa naiſſance en deux branches inéga-
les. La plus groſſe contourne la baſe de
l'artère pulmonaire & va gagner la ſurface convexe du cœur, gliſſant le long de
la rainure juſqu'à ſa pointe, où elle ſe
replie pour aller gagner la ſurface platte.
Elle fournit , chemin faiſant , un rameau
qui ſe repand ſur le côté gauche, & d'autres petits aux environs. La petite branche gliſſe en tournant ſur la baſe du cœur,
entre cette baſe & l'oreillette gauche. Elle
envoye un rameau conſiderable ſur le côté
gauche, vers le bord de la ſurface plate ,
& après pluſieurs ramifications, elle ſe perd
poſtérieurement ſur la ſurface applatie. On
a vu quelquefois cette branche naître de
l'Aorte immédiatement & former une troiſième Coronaire.

Ces arteres ne forment pas une couronne entière entre la baſe du cœur & les
deux oreillettes , comme leur nom ſem-
ble l'inſinuer. Elles ont entr'elles differentes anaſtomoſes. Leurs grandes ramifications ſont ſuperficielles. Elles en envoyent

d'autres plus petites qui pénétrent dans la
fubftance du cœur. Il s'éleve auffi du contour de ces deux troncs, divers rameaux
qui fe répandent fur les oreillettes & au
Pericarde. Elles fourniffent auffi à l'Aorte & à l'Artere pulmonaire plufieurs *plexus*
qui viennent principalement de la Coronaire droite.

II°.

LES CAROTIDES.

Il naît de la convexité de la croffe de
l'Aorte trois groffes branches, quelquefois quatre, qui fuivent une direction oblique & qui font placées très-près les unes
des autres. Quand il s'en rencontre quatre, les deux du milieu fe nomment *Caro-*
tides, l'une droite & l'autre gauche. Les
deux plus éloignées font nommées *Soucla-*
vieres. Quand il n'y en a que trois, comme il arrive plus ordinairement, la Carotide droite naît de la Souclavière droite,
à environ un pouce de leur origine commune.

Les deux arteres Carotides font des
branches affez confidérables, deftinées à
porter le fang à la tête. Elles montent
chacune de fon côté, le long de la partie
antérieure du col, à côté de la trachée

artere, n'étant recouvertes dans ce trajet que par les mufcles peauciers & fterno-maftoïdiens. Elles arrivent à la hauteur du Larynx fans donner aucune ramification, du moins apparente. Là chaque tronc fe divife en deux branches, l'une antérieure qui paroit comme la continuation du tronc, nommée *Carotide externe*, parcequ'elle fe diftribuë principalement aux parties extérieures de la tête. L'autre poftérieure qui fe coude un peu pour aller gagner le canal carotique de l'apophyfe pierreufe de l'os des tempes : on la nomme *Carotide interne*, parcequ'elle fe diftribuë dans l'intérieur de la tête.

I°. *La Carotide externe.*

L'artere Carotide externe eft la moins groffe des deux. Elle fe porte infenfiblement en dehors entre l'angle externe de la machoire inférieure & la glande parotide à laquelle elle fournit en paffant. Elle monte enfuite devant l'oreille fur l'apophyfe zygomatique où elle change fon nom en celui de *Temporale.* Dans ce trajet elle donne plufieurs rameaux dont les uns naiffent de fon côté antérieur interne, & les autres de fon côté poftérieur externe. On en compte fept le plus ordinairement.

1°. *La Thyroïdienne.* L'artere Thyroïdienne naît de la partie antérieure interne
de la Carotide externe, à l'endroit de son
origine. Elle forme d'abord un petit coude & se divise ensuite en plusieurs rameaux
dont l'un se distribuë au larynx, entre l'os
Hyoïde & le cartilage Thyroïde, sous le
nom d'artere *Laryngée* : celle-ci vient quelquefois immédiatement de la Carotide externe : les autres rameaux se distribuent à la
glande Thyroïde & aux muscles voisins.

2°. *La Pharyngienne.* L'artere Pharyngienne naît de la partie postérieure externe
de la carotide immédiatement au dessus de
la Thyroïdienne. Elle monte entre les deux
Carotides jusqu'à la partie supérieure du
pharynx pour se distribuer aux muscles du
Pharynx & du voile du palais. Elle fournit
aussi à la dure-mere un rameau assez remarquable qui passe par le trou déchiré.

3°. *La Linguale ou Sublinguale.* L'artere Linguale ou Sublinguale naît de la
partie latérale interne de la Carotide externe. Elle glisse en serpentant le long du
bord supérieur de la corne de l'os hyoïde
pour aller se plonger dans la langue.
Elle jette dans ce trajet des rameaux aux
muscles de la langue, de l'os hyoïde, &
aux glandes sublinguales. Elle se termine à la pointe de la langue où elle n'est

recouverte que de la peau ; elle s'anaſto-moſe avec celle de l'autre côté & prend le nom de *Ranine* ou *Ranule.*

4°. *La Labiale ou Maxillaire externe.* L'artère Labiale ou maxillaire externe, naît un peu au deſſus de la précédente & du même côté, monte en ſe fléchiſſant vers la partie moyenne de la machoire in-férieure ſur le bord antérieur du maſſeter, jettant dans ſon trajet des rameaux à la glande maxillaire & aux parties circon-voiſines. Arrivée au bord de la machoire inférieure, elle ſe diviſe en deux branches, l'une inférieure nommée *Sous-mentonnière* ou *Maxillaire inférieure externe*, parcequ'-elle rampe ſous le menton ; l'autre ſupé-rieure qui conſerve le nom de *Labiale.* Celle-ci va gagner l'angle de la bouche. Il s'en détache pluſieurs rameaux pour le maſſeter, qui communiquent avec ceux de l'artère Temporale. Elle fournit auſſi la *Mentonnière* ou la *Maſculaire* de la levre in-férieure, qui rampe ſur le milieu de la ma-choire vers le menton ; celle-ci s'anaſtomo-ſe avec la Soumentonnière & la Maxillaire inférieure interne. Parvenuë à la commiſ-ſure des lévres, elle donne l'artère *Coro-naire* des lévres qui ſerpente en zig-zags ſur le bord de l'une & l'autre lévre, com-muniquant avec celle du côté oppoſé. La

Coronaire de la lévre fupérieure jette auffi des rameaux aux narines. La Labiale monte enfuite à côté du né, où elle prend le nom de *Nazale*, envoyant des rameaux aux mufcles & aux cartilages du né. Arrivée à la racine du né, vers le grand angle de l'œil, elle reçoit le nom d'*Angulaire*. Elle jette des rameaux au mufcle orbiculaire de l'œil, au furcilier, & un autre qui entre dans l'orbite, par deffus le fac lacrymal, & s'anaftomofe avec l'ophthalmique. L'Angulaire fe porte de là en montant fur la partie moyenne du front, où elle fe nomme *Préparate*. Celleci fe partage en deux rameaux : l'un interne qui communique avec le pareil du côté oppofé ; un externe qui communique avec un rameau de la temporale. Cette artère fe perd dans le mufcle frontal.

5°. *L'Occipitale*. L'artère Occipitale prend naiffance du côté externe & poftérieur de la Carotide externe, fous la glande parotide. Elle marche vers l'apophyfe maftoïde où elle fe partage en trois branches principales ; une plus extérieure nommée *Auriculaire poftérieure*, une poftérieure, & une antérieure nommée *Stylo-maftoïdienne*.

1°. L'Auriculaire poftérieure fe diftribuë à la partie poftérieure de l'oreille :

elle

elle naît quelquefois immédiatement de la Carotide externe. Parvenuë au conduit auditif, elle jette un rameau & quelquefois la *Stylo-maftoïdienne*. Enfuite après avoir donné plufieurs rameaux aux différentes parties de l'oreille, elle va s'anaftomofer avec l'Occipitale & la Temporale poftérieures & fe diftribuer aux environs.

2°. La branche poftérieure qui retient le nom d'*Occipitale*, gliffe le long de la rainure maftoïdienne & fe diftribuë à toutes les parties qui occupent la face poftérieure de la tête.

3°. La branche antérieure ou *Stylo-maftoïdienne* va gagner le trou ftylo-maftoïdien. Elle naît fouvent de la Carotide même, au deffus & du même côté que l'Occipitale, & quelquefois auffi de l'Auriculaire poftérieure. Avant d'entrer dans le trou ftylo-maftoïdien, elle jette quelques rameaux au conduit de l'oreille. Quelques-uns de ces rameaux s'anaftomofent avec d'autres de l'artère Articulaire de la mâchoire inférieure pour former l'artère *Coronaire* qui cottoye la partie offeufe du conduit auditif & qui fournit l'arteriole qui defcend fur la membrane du tambour, parallellement au marteau. Après fon entrée dans le crane la ftylo-maftoïdienne fe diftribuë aux cellules de l'apophyſe maſtoïde , aux canaux demi-circulaires & ſe perd dans l'oreille interne.

6°. *La Maxillaire interne.* L'artere Maxillaire interne naît antérieurement du bord interne de la Carotide externe , vis-à-vis le condyle de la machoire inférieure , paſſe derrière le condyle ; & après avoir envoyé un rameau particulier aux muſcles pterigoïdiens , elle ſe diviſe en trois branches principales ; ſçavoir, la *Maxillaire inférieure interne*, la *Spheno-maxillaire* & *l'Épineuſe* ou *Artère de la dure-mere.*

1°. *L'artère Maxillaire inférieure interne* entre dans le conduit maxillaire inférieur pour ſe diſtribuer aux alveoles & aux dents. Elle ſort de ce conduit par le trou mentonnier & ſe perd dans les muſcles voiſins , en s'anaſtomoſant avec des rameaux de la Maxillaire externe.

2°. *L'artère Spheno - maxillaire* va gagner l'orbite par la fente orbitaire inférieure. Elle fournit en paſſant quelques rameaux aux muſcles periſtaphylins & à la membrane glanduleuſe des narines poſtérieures par le trou ſpheno-palatin. Elle ſe diſtribuë inférieurement & latéralement aux parties contenues dans l'orbite. Elle envoye par l'extrémité de la fente orbitaire ſupérieure, un petit rameau qui entre dans

le crane pour fe diftribuer à la dure-mere
& qui communique avec l'Epineufe. Elle
jette encore un autre petit rameau qui
enfile le canal orbitaire de l'os maxillaire
& vient fortir par le trou orbitaire inférieur, communique fur la joue avec l'artere Angulaire & fe perd à la lévre fupérieure. En traverfant ce canal, elle jette
des rameaux au finus maxillaire & aux
dents de la machoire fupérieure.

3°. *L'artère Épineufe* ou *de la dure-mere*
entre dans le crane par le trou épineux
ou petit rond, pour fe diftribuer à la dure-
mere par plufieurs ramifications. Elle
naît quelquefois immediatement de la Carotide externe.

7°. *La Temporale.* L'artère Temporale
eft la tige même de la Carotide externe
qui monte par deffus le zigoma, & fournit
en paffant des rameaux à la glande parotide & aux mufcles voifins. Elle fe divife enfuite en trois principaux rameaux qui
fe répandent fur les parties antérieure ,
laterale & poftérieure du crane, par vn
grand nombre de ramifications qui communiquent avec celles de la Préparate &
de l'Occipitale.

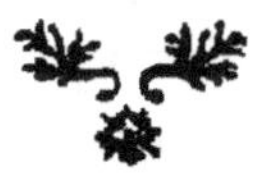

I I°. *La Carotide interne.*

L'artère Carotide interne fe courbe dès fon origine pour paffer derrière l'externe. Elle monte fans fe ramifier vers le canal carotique de l'os pierreux dans lequel elle entre & fe coude fuivant la direction de ce canal. Elle y eft revêtuë d'une gaîne que lui fournit la dure-mere. Au bout de ce canal, elle fe coude encore de bas en haut & de derrière en devant, fe portant vers la felle turcique, à travers le finus caverneux. Elle jette dans ce finus un petit rameau qui accompagne la cinquième paire de nerfs, paffe par la fente fphénoïdale & fe diftribuë à l'orbite & à l'œil, ainfi qu'à la dure-mere & à l'entonnoir. Arrivée à la partie latérale & antérieure de la foffe pituitaire, elle fe coude de nouveau pour fe perdre dans le cerveau. C'eft de la convéxité de ce coude que fort *l'artère Ophthalmique.*

Le tronc de la Carotide interne fe courbe de nouveau en arrière, perce la pie-mere, donne des rameaux au pont de *Varole*, aux cuiffes du cerveau, & un au plexus choroïde qui accompagne le nerf optique. Enfuite il fe partage en deux branches, dont l'une fe porte en devant & l'autre en arrière.

La branche antérieure se porte vers le devant sous le cerveau, en s'éloignant d'abord un peu de celle de l'autre côté ; elle s'en rapproche ensuite & s'y unit, forme avec elle un canal commun & court, dans l'interstice des nerfs olfactifs, d'où il part quelques petits rameaux qui accompagnent ces nerfs. Elle quitte ensuite sa pareille & se divise en deux ou trois rameaux qui se distribuent dans la substance des lobes antérieur & moyen du cerveau.

La branche postérieure communique avec la Vertébrale du même côté, entre dans la grande scissure de *Sylvius*, où elle se divise en plusieurs rameaux qui se distribuent aux lobes moyen & postérieur du cerveau, en s'insinuant dans les circonvolutions superficielles de sa substance.

Toutes ces ramifications sont revêtues de la pie-mere, & forment quantité de réseaux capillaires avant de se perdre dans l'intérieur du cerveau : leurs tuniques sont plus minces que celles des autres artères.

L'artère Ophthalmique sort du crane par le trou optique, couchée sur le nerf optique, donne des ramifications aux cils, à la glande lacrymale, au né & aux muscles des paupières & se termine à la face, sur le front, sur le né & sur les parties voisines. L'un de ces rameaux communique avec l'artère Angulaire. Elle en fournit aussi aux parties qui forment le globe de l'œil. Un de ces rameaux rentre dans le crane par le trou orbitaire interne & postérieur pour se distribuer à cette portion de la dure mere qui recouvre le milieu de l'orbite.

I I I°.

LES SOUCLAVIERES.

Les artères Souclavières naissent de la crosse de l'Aorte, une de chaque côté : elles suivent à peu-près la direction de la clavicule derrière laquelle elles sont placées. La droite est plus grosse à son origine que la gauche, quand elle produit la Carotide droite ; elle est aussi un peu plus longue. Chacune de ces artères se porte vers le milieu de la première vraie côte, passe dans l'interstice des attaches du muscle scalene, à la sortie duquel elle prend le nom d'*Axillaire*.

Dans ce trajet la Souclavière donne quatre branches remarquables ; sçavoir, *la Mammaire interne*, *la Cervicale*, *la Vertébrale*, & *l'Intercostale supérieure*. La Thymique en part aussi ordinairement & quelquefois *la Médiastine*, *la Pericardine*, *la Tracheale* ; celles-ci ne sont le plus souvent que des rameaux de la Mammaire interne.

1°. *La Thymique.*

L'artère Thymique naît affez ordinairement de la partie antérieure & moyenne de la fouclavière, & fouvent de la Mammaire interne. C'eft une petite artère qui envoye des ramifications au Thymus, à la glande Thyroïde & à la Trachée artère.

2°. *La Pericardine.*

L'artère Pericardine naît auffi quelquefois de la Souclavière ; elle fe diftribuë au Pericarde, & jette auffi des ramifications au diaphragme.

3°. *La Médiaftine.*

L'artère Mediaftine naît quelquefois immédiatement après la Thymique & fe diftribue au Mediaftin.

4°. *La Tracheale.*

L'artère Tracheale ou *Thyroïdienne inférieure* naît affez ordinairement de la partie fupérieure de la Souclavière. Elle monte en ferpentant le long de la Trachée artère, fe portant obliquement de dedans

en dehors fur le corps des vertébres infé-
férieures du col. Arrivée vis-à-vis la glande
Thyroïde elle fe coude de dehors en dedans pour fe diftribuer à cette glande &
au Larynx. Elle jette auffi de côté & d'autre en montant, des petits rameaux dont
l'un va gagner l'Omoplate, fous le nom
de *Scapulaire tranfverfe.* Un autre nommé
tranfverfaire du col, fe porte tranfverfalement fur le col & fe diftribuë à differens
mufcles. Un troifième monte fur les apo-
phyfes tranfverfes du col le long du Scalene, & fe diftribuë aux mufcles voifins.
On pourroit le nommer *artère Cervicale
antérieure.* Il jette dans l'efpace de chaque
vertébre un rameau qui communique avec
la Vertébrale.

5°. *La Mammaire interne.*

La Mammaire interne eft une artère
affez confidérable qui naît de la partie antérieure de la Souclavière vis-à-vis la partie moyenne de la clavicule. Elle defcend
intérieurement à côté du *Sternum,* derrière
les extrémités cartilagineufes des côtes.
Elle jette ordinairement d'abord un rameau qui paffe fous la clavicule & fe termine à l'épaule. A mefure qu'elle defcend
elle donne en paffant des rameaux au Thy-

mus, aux Bronches, au Mediaſtin, au Pericarde, à la Plevre & aux muſcles intercoſtaux, qui prennent les noms des parties auxquelles ils ſe diſtribuent. Elle en envoye d'autres à travers ces muſcles, qui ſe diſtribuent au grand Pectoral, & aux muſcles voiſins, à la Mammelle, à la graiſſe & à la peau. Elle communique par pluſieurs de ces rameaux avec la Mammaire externe & les Thorachiques. Lorſqu'elle eſt deſcenduë proche le cartilage xyphoïde, elle ſe partage en deux branches, dont la ſupérieure forme ſouvent *la Diaphragmatique ſupérieure* ; l'autre branche ſort de la poitrine, à côté de l'appendice xyphoïde, va gagner la partie poſtérieure du muſcle droit, où elle s'anaſtomoſe par pluſieurs petites ramifications avec l'artère Epigaſtrique. Elle donne auſſi en paſſant des rameaux au Peritoine & aux muſcles du bas-ventre.

6°. *La Cervicale.*

L'artère Cervicale naît de la partie ſupérieure de la Souclavière à l'endroit de ſon paſſage par l'interſtice du muſcle Scalene. Elle ſe diviſe d'abord en deux branches qui naiſſent quelquefois ſéparément ; l'une eſt antérieure & l'autre poſtérieure.

1°. *La Cervicale antérieure* paſſe derrière la Carotide du même côté & va ſe diſtribuer aux muſcles & aux glandes qui occupent les parties antérieure & latérale du col.

2°. *La Cervicale poſtérieure* paſſe ſous l'apophyſe tranſverſe de la dernière vertébre du col, monte en arrière en ſerpentant ſur les muſcles vertébraux du col, jettant de part & d'autre pluſieurs rameaux, juſqu'à l'occiput, où elle communique avec la Vertébrale & l'Occipitale: elle redeſcend enſuite en faiſant de ſemblables contours.

7°. *La Vertébrale.*

L'artère Vertébrale naît de la partie poſtérieure & ſupérieure de la Souclavière, preſque à l'oppoſite de la Mammaire interne & de la Cervicale. Elle monte en ſerpentant tout le long du canal formé par les troux des apophyſes tranſverſes des vertébres du col, donnant dans ce trajet des rameaux à la moëlle de l'épine, à ſes envelopes & aux muſcles du col, par le moyen deſquels elle communique avec la Thyroïdienne inférieure ou Tracheale. Un ou deux de ces rameaux s'anaſtomoſent avec la Spinale antérieure.

Arrivée au haut du col, elle fait trois contours differens avant d'entrer dans le crane. Le premier qui eſt très-leger, ſe trouve dans ſon paſſage de l'apophyſe tranſverſe de la ſeconde vertébre du col. Le ſecond eſt à la ſortie de ce trou ; il eſt plus grand & à contre-ſens du premier, pour enfiler le trou de l'apophyſe tranſverſe de la première vertébre. Le troiſième qui eſt le plus conſidérable, ſe dirige de devant en arrière ſuivant la gouttière placée derrière l'apophyſe oblique ſupérieure de cette première vertébre. Elle jette de ce dernier contour des rameaux aux parties externes & poſtérieures de l'occiput, leſquels communiquent avec la Cervicale & l'Occipitale.

Enſuite l'artère Vertébrale entre dans le crane par le grand trou de l'os occipital, ſe portant de dehors en dedans ſur l'apophyſe cuneiforme, où les deux vertebrales s'approchent l'une de l'autre & s'abouchent enſemble, pour former un tronc commun que l'on nomme *Artère Baſilaire.* Avant leur jonction, elles donnent à la partie poſtérieure de la moëlle allongée, aux corps olivaires & aux corps pyramidaux, des petits rameaux qui ſe répandent auſſi ſur les côtés poſtérieurs du quatrième ventricule du cerveau, & forment le

Lacis Choroïde du cervelet. Elles donnent aussi les *Artères Spinales* qui naissent quelquefois de la Basilaire.

1°. *La Basilaire.* L'artère Basilaire s'avance obliquement vers les apophyses clinoïdes postérieures, où elle se divise en deux branches en manière de T, dont chacune s'anastomose avec la branche postérieure de la carotide interne voisine, & se distribue aux lobes postérieurs du cerveau. Avant de se partager, le tronc Basilaire donne quelques rameaux au cervelet, aux parties voisines de la moëlle allongée, & un autre qui accompagne le nerf auditif dans l'organe de l'ouye sous le nom *d'artère auditive interne.* Celle-ci fournit des ramifications à la membrane arachnoïde.

2°. *Les Spinales* ou *Épinières* Les Spinales sont au nombre de deux, l'une antérieure & l'autre postérieure. Elles naissent quelquefois du tronc Basilaire ; mais ordinairement chaque Vertébrale donne à son entrée dans le crane un petit rameau qui s'unissant avec son pareil de l'autre côté, forme *l'artère Épinière postérieure.* A une petite distance de là, elles donnent encore chacune un rameau qui s'unissant avec son pareil de l'autre côté forme *l'artère Épinière antérieure.* Ces deux artères descendent tout le long des parties antérieu-

re & poſtérieure de la moëlle de l'épine &
communiquent par de petites ramifications
tranſverſales, avec celles que les Intercoſtales & les Lombaires y envoyent.

3°. *La Menyngée poſtérieure.* L'artère
Menyngée poſtérieure nait encore des Vertébrales. Elle ſe diſtribuë à la portion de la
dure - mere qui recouvre l'occipital & l'os
pierreux: elle donne auſſi quelques rameaux
aux lobes voiſins du cerveau.

8°. *L'Intércoſtale ſupérieure.*

L'artère Intercoſtale ſupérieure naît
de la partie inférieure de la Souclavière,
à quelque diſtance de la Mammaire interne. Elle deſcend ſur la face interne des
deux, trois ou quatre premières vraies
côtes ſupérieures proche leurs têtes. Elle
jette ſous chacune de ces côtes une branche qui ſe gliſſe intérieurement tout le
long de leur bord inférieur, ſe diſtribuant
aux muſcles intercoſtaux & à la plevre.
Elle fournit auſſi à la moëlle épinière &
à ſes envelopes de petits rameaux qui paſſent par les échancrures latérales des quatre premières vertébres dorſales.

Quelquefois l'artère Intercoſtale ſupérieure naît immédiatement de l'Aorte
deſcendante par un ou pluſieurs petits

troncs. On l'a vu auffi naître de la Cervicale.

L'*AXILLAIRE.*

L'artère Souclavière en fortant de la poitrine au deffus de la première côte, par l'écartement du mufcle Scalene, prend le nom *d'Axillaire*, à caufe de fon paffage fous l'aiffelle, où elle n'eft recouverte que de la peau & de la graiffe. Elle fournit avant d'arriver à la partie fupérieure de l'humérus, où elle perd fon nom, quatre ou cinq branches principales; fçavoir, *la Thorachique fupérieure* ou *Mammaire externe,la Thorachique inférieure,la Scapulaire externe, la Scapulaire interne & l'Humérale.*

1°. *La Thorachique fupérieure* ou *Mammaire externe.*

L'artère Thorachique fupérieure ou Mammaire externe, defcend en ferpentant fur la partie latérale & antérieure de la poitrine, entre le grand & le petit pectoral, donnant des rameaux aux mufcles qui recouvrent cette partie & à la mammelle.

2°. *La Thorachique inférieure.*

L'artère Thorachique inférieure rampe le long de la côte inférieure de l'Omoplate & se divise en plusieurs branches qui se distribuent aux parties latérales & postérieures de la poitrine. Elle naît quelquefois par deux troncs & communique avec les Scapulaires.

3°. *La Scapulaire externe.*

L'artère Scapulaire externe passe par l'échancrure de la côte supérieure de l'omoplate , & se distribuë aux muscles de sa face externe & à l'articulation de l'omoplate avec l'humérus.

4°. *La Scapulaire interne.*

L'artère Scapulaire interne naît de l'Axillaire vers l'aisselle & se distribuë aux muscles qui occupent la face interne de l'omoplate & aux glandes axillaires.

5°. *L'Humérale.*

L'artère Humérale est double. Elles rampent l'une & l'autre en sens contraire autour de la tête de l'humérus , embrassant l'articulation , lui fournissant des rameaux & se perdant dans le muscle deltoïde.

LA BRACHIALE.

L'artère Axillaire perd son nom en passant devant le tendon du grand pectoral

& elle prend celui de *Brachiale.* Elle deſcend le long de la partie interne du bras,
le long du bord interne du muſcle biceps,
derrière la veine Baſilique, n'étant recouverte que de la graiſſe & de la peau juſqu'au milieu du bras où elle ſe cache ſous
le muſcle biceps, en s'avançant, à meſure qu'elle deſcend, vers la partie antérieure du bras & s'éloignant un peu du condyle interne. Arrivé au plis du bras, elle
paſſe ſous l'aponévroſe du biceps, & elle
ſe partage enſuite en deux branches nommées Artères *Radiale & Cubitale.* *

L'artère Brachiale fournit dans ſon trajet depuis l'aiſſelle juſqu'a ſa bifurcation,
pluſieurs rameaux à droite & à gauche
aux muſcles voiſins. Les plus remarquables ſont 1°. Un rameau qui naît de ſa
partie ſupérieure interne, qui deſcend en
ſe contournant en arrière, va gagner le
condyle externe où il communique avec
un rameau de la Radiale. 2°. Un autre rameau au deſſus de l'inſertion du grand
rond qui ſe porte auſſi en déhors vers le

* Il ſe rencontre quelquefois des ſujets chez
qui cette diviſion ſe fait plus haut. Dans les uns
l'artère Brachiale ſe bifurque à la partie moyenne
du bras, & dans d'autres à la partie ſupérieure.
Mais le plus ordinairement cette diviſion ne ſe
fait qu'environ un peu au deſſous du condyle interne.

condyle

condyle externe, où il se joint au précédent. 3°. Un troisième rameau un peu au dessous du second, qui descend vers le condyle interne & communique avec la Cubitale. 4°. Vers le milieu du bras l'artère nourricière qui se distribuë au périoste & se perd dans le canal osseux de l'humérus. 5°. Un peu au dessous de la partie moyenne du bras, deux ou trois rameaux qui se portent vers les deux condyles & communiquent avec des rameaux de la Cubitale & de la Radiale, sous le nom d'*artères Collatérales.* Celles-ci remplacent l'artère Brachiale lorsqu'on a été obligé d'en faire la ligature dans l'opération de l'Anévrisme. 6°. Plusieurs petits rameaux qui naissent de la bifurcation même & qui se distribuent aux muscles voisins. Tous ces rameaux au reste sont sujets à bien des variations.

LA CUBITALE.

L'artère Cubitale s'enfonce obliquement sous le rond pronateur pour descendre presqu'à nud le long du cubitus. Elle fournit de sa partie supérieure trois rameaux principaux. 1°. Le premier est un petit rameau qui se porte de bas en haut derrière le condyle interne, envoye

des ramifications aux mufcles voifins &
va s'anaftomofer avec la Collatétale interne de l'artère Brachiale. On nomme ce rameau *artère Recurrente de la Cubitale.* Il s'en
détache encore un peu plus bas un autre
petit rameau reccurrent qui environne une
partie de l'articulation & communique avec
un rameau des collatérales. 2°. Le fecond
rameau que l'on nomme *artère Interoffeufe
externe* perce le ligament interoffeux environ trois doigts au deffous de l'article,
jette dès fa fortie un rameau recurrent
vers le condyle externe, lequel s'anaftomofe avec la Collaterale du même côté.
Enfuite elle defcend le long de la face
externe du ligament, diftribuant des rameaux aux mufcles de l'avant-bras & communiquant dans fon trajet avec des rameaux de l'Interoffeufe interne. Arrivée à
l'extrémité inférieure du cubitus, elle s'u-
nit à un rameau de l'Interoffeufe & à un
autre de la Radiale, avec lefquels elle forme fur le dos de la main une arcade d'où
il fe détache des rameaux pour les mufcles interoffeux externes & pour les parties latérales des doigts. 3°. Le troifième
rameau nommé *Interoffeufe interne* defcend
fur le ligament auquel il eft collé jufqu'au
quarré pronateur, jettant de côté & d'autre differens rameaux aux mufcles voifins

& quelques-uns qui percent le ligament pour s'unir avec l'Interosseuse externe. Elle donne aussi l'*artère Nourricière* du Cubitus & du Radius. Arrivée au muscle quarré pronateur, elle se divise en deux rameaux, dont l'un se distribuë à la partie concave du carpe, où il communique avec la Radiale; & l'autre perçant la membrane interosseuse au dessus de ce muscle, va se joindre à l'Interosseuse externe & au rameau Dorsal de la Radiale.

Après la naissance des Interosseuses, la Cubitale descend le long de la face interne du cubitus entre les muscles sublime, profond & cubital interne, fournissant des rameaux aux muscles de l'avant-bras. Arrivée au poignet, elle passe par dessus le ligament annulaire interne à côté de l'os pisiforme, jette des rameaux aux muscles voisins, & quelques-uns qui percent le metacarpe & vont se répandre sur le dos de la main. Elle forme dans la paume de la main où elle n'est recouverte que de la peau, de la graisse & de l'aponévrose palmaire, par sa jonction avec la Radiale, une arcade de la convéxité de laquelle partent ordinairement quatre branches, dont chacune se bifurque pour se distribuer aux parties latérales des doigts, se prolongeant jusqu'au bout, où chaque branche communique avec sa voisine.

LA RADIALE.

L'artère Radiale descend le long de la partie interne du Radius. Elle jette dès sa naissance un ou deux rameaux qui remontent vers le condyle externe pour s'anastomoser avec les Collatérales externes de la Brachiale. A mesure qu'elle descend, elle distribuë des rameaux à droite & à gauche aux muscles voisins. A l'extrémité inférieure du radius, elle n'est recouverte que des tégumens communs ; comme elle est couchée sur un os, ses pulsations sont fort sensibles ; c'est pourquoi on choisit cet endroit pour tâter le pouls. Ensuite elle se porte de dedans en dehors passant sous l'extenseur du pouce. Elle jette une branche sur la surface externe du poignet qui s'anastomose avec l'Interosseuse externe & forme une arcade. Après cela elle descend entre la première phalange du pouce & le premier os du metacarpe pour s'anastomoser avec l'arcade palmaire de la Cubitale. Elle donne dans ce trajet des rameaux aux environs, & un plus remarquable à la partie latérale interne de l'index qui communique au bout du doigt avec le rameau qui vient de l'arcade.

DIVISION DE L'AORTE
inférieure ou descendante.

L'Aorte inférieure ou descendante commence immédiatement après la naissance de la Souclavière gauche vis-à-vis la quatrième vertébre dorsale, se portant de devant en arrière pour s'appuyer sur la partie latérale gauche des vertébres du dos. En traversant la poitrine & le bas-ventre, elle fournit plusieurs rameaux, tant de sa partie antérieure, que de ses côtés.

1°. *Le Conduit ou Ligament artériel.*

Le Conduit artériel n'est qu'un ligament dans l'adulte; mais dans le fœtus c'est un canal considérable qui part de l'artère pulmonaire & aboutit à l'Aorte immédiatement audessous de la Souclavière gauche.

2°. *Les Pericardines*

Les artères Pericardines * droite & gaugauche se distribuent à la partie supérieure & postérieure du pericarde. Leur origine n'est pas uniforme dans tous les sujets. Elles naissent quelquefois de la Souclavière, de la Mammaire interne, ou de

* Voyez ci-devant page 37.

D iij

l'Intercostale supérieure : mais la gauche naît le plus souvent du tronc de l'Aorte, au dessous du conduit artériel.

3°. *La Bronchiale.*

L'artère Bronchiale naît ordinairement de la partie antérieure de l'Aorte, au dessous de sa crosse. Elle se divise aussi-tôt en deux branches qui se distribuent aux poumons droit & gauche. Cette artère est quelquefois double & son origine varie : car on l'a vu venir de l'Intercostale, de la Mammaire interne, des Esophagiennes, &c.

4°. *Les Esophagiennes.*

Les artères Esophagiennes au nombre de deux ou trois, sont des petits rameaux qui naissent de la partie antérieure de l'Aorte & se distribuent à l'ésophage.

5°. *Les Intercostales.*

Les artères Intercostales inférieures au nombre de sept ou huit de chaque côté, naissent de distance en distance des parties postérieures & latérales de l'Aorte, & se portent vers la rainure du bord inférieur de chaque côte, jettant des rameaux aux muscles intercostaux & à la plevre. Elles envoyent proche les vertébres, un rameau au canal de l'épine, par les troux inter-vertébraux, & un aux muscles du dos. Elles communiquent toutes les unes avec les autres par de petites ramifications.

6°. Les Diaphragmatiques inférieures.

L'artère Diaphragmatique inférieure du côté gauche naît ordinairement du tronc de l'Aorte à l'endroit de son passage en-tre les jambes du diaphragme. La droite vient le plus souvent de la Cœliaque. Elles se ramifient l'une & l'autre sur la surface inférieure du diaphragme.

7°. La Cœliaque.

L'Aorte inférieure à son entrée dans le bas-ventre, fournit immédiatement de sa partie antérieure & un peu latérale gauche, un tronc court & considérable, nommé *tronc Cœliaque* ou *artère Cœliaque.* Elle donne assez ordinairement dès sa naissance, *la Diaphragmatique droite inférieu-re.* Ensuite elle se partage en trois bran-ches qui forment comme un trepied ; sça-voir, une droite nommée *Hépatique*, une gauche nommée *Splenique* , & une mi-toyenne nommée *Coronaire Stomachique.*

1°. *L'Hépatique.* L'artère Hépatique prend sa direction vers la scissure moyenne du foye : mais avant d'y arriver, elle fournit quatre rameaux principaux ; sçavoir, 1°. *La Pylorique* qui se distribuë au pylore & à la petite courbure de l'estomach. 2°. *La Gastro-Epiploïque droite* qui rampe le long de la grande courbure de l'estomach se ramifiant sur ses faces, & va s'abboucher avec la Gastro-Epiploïque gauche. 3°. *La Duodenale* qui va à l'intestin duodenum & au pancreas. 4°. *La Cystique* qui se distribuë à la vesicule du fiel par deux rameaux. 5°. *L'artére Biliaire* qui se jette dans le grand lobe du foye. L'artère Hépatique après avoir fourni ces rameaux, va gagner la scissure du foye où elle s'associe à la Veine-Porte & se divise en une infinité de ramifications qui se répandent dans toute la substance du foye.

2°. *La Coronaire-Stomachique.* L'artère Coronaire-Stomachique va gagner l'orifice supérieur de l'estomach, où elle se divise en deux branches, dont l'une embrasse cet orifice en manière de couronne ; l'autre descend le long de la petite courbure vers le pylore où elle s'abbouche avec la Pylorique. Elle jette en passant des rameaux aux deux faces de l'estomach & aux parties voisines, & elle va ensuite s'enfoncer dans le lobe gauche du foye.

3°. *La Splenique.* L'artère Splénique

s'avance en serpentant vers la rate dans laquelle elle se perd, passant sous l'esto-mach & le pancreas. Elle jette sur sa route plusieurs rameaux. Les plus remarquables sont les *artères Pancreatiques* qui se distribuent au pancreas ; *la Gastro-Epiploïque gauche* ou *petite Gastrique*, qui glisse de gauche à droite le long de la grande courbure de l'estomach & qui s'abbouche avec la Gastro-Epiploïque droite, les epiploïques qui vont à l'epiploon ; & les *Vaisseaux courts* nommés en latin *Vasa brevia*, qui se rendent au cul de sac de l'estomach.

8°. *La Méfentérique Supérieure.*

L'artère Méfentérique supérieure naît antérieurement du tronc de l'Aorte, un peu au dessous de la Cœliaque. Elle jette dès sa naissance un petit rameau à la tête du pancreas & au duodenum qui s'abbouche avec la Duodenale. Ensuite elle glisse entre les deux lames du méfentère & va gagner l'extrémité de l'ileum. Elle forme dans ce trajet une arcade, de la convéxité de laquelle partent plusieurs rameaux qui se distribuent aux intestins grêles, Il naît de la concavité de cette arcade deux ou trois rameaux qui se distribuent au colon, au cœcum & à l'appendice vermiforme : l'un de ces rameaux monte tout le long de la partie supérieure du colon, où il communique avec la Méfentérique inférieure.

9°. *Les artères Renales ou Emulgentes.*

Les artères Renales ou Emulgentes au nombre de deux, naiffent latéralement du tronc de l'Aorte environ un demi-pouce au deffous de la Méfentérique fupérieure. Elles marchent tranfverfalement vers les reins dans lefquels elles entrent par plufieurs rameaux. La droite eft plus longue & plus poftérieure que la gauche, parcequ'elle paffe fous la Veine-cave qui eft placée à droite, entre l'Aorte & le Rein droit.

10°. *Les artères Capfulaires ou Atrabilaires.*

Les artères Capfulaires ou Atrabilaires au nombre de deux, vont fe perdre dans les capfules atrabilaires & dans la graiffe des reins. La droite naît ordinairement de l'Emulgente du même côté, & la gauche du tronc de l'Aorte même au deffus de l'Emulgente gauche.

11°. *Les artères Spermatiques.*

Les Spermatiques font deux petites artéres grèles & déliées qui naiffent de la partie antérieure de l'Aorte, environ un travers de doigt au deffous des Emulgentes. Elles defcendent obliquement de chaque côté vers l'anneau du mufcle grand-oblique, dans le tiffu cellulaire du peritoine, pour aller fe diftribuer aux tefticules & aux épididymes, dans l'homme; & dans la femme aux ovaires & à la matrice. Elles jettent dans leur trajet plufieurs rameaux à la graiffe des reins, au peritoine & aux parties voifines. Ces artères forment plufieurs contours & s'entrelacent avec le plexus veineux des veines de même nom, fans s'anaftomofer avec elles, pour former ce que l'on nomme *Corps pampiniforme.*

12°. *La Méfentérique inférieure.*

L'artère Méfentérique inférieure naît antérieurement du tronc de l'Aorte, environ un pouce au deffous des Spermatiques. Elle fe divife bientôt en trois rameaux principaux. Le premier remonte fur la portion gauche du colon & va communiquer avec la Méfentérique fupérieure. Le fecond fuit la partie inférieure de cet inteftin. Le troifième fe diftribuë au rectum fous le nom *d'artère Hémorroïdale interne.* Celle-ci jette des ramifications qui s'abbouchent avec les Hypogaftriques.

13°. *Les Lombaires.*

Les artères Lombaires naiffent par paires au nombre de cinq ou fix de chaque côté, de la partie poftérieure de l'Aorte inférieure, vis-vis la partie moyenne du corps des vertébres lombaires. Elles donnent chacune un rameau qui paffe par les troux intervertébraux & fe diftribuë à la moëlle de l'épine : Enfuite elles fe diftribuent aux mufcles des lombes & à ceux du bas-ventre. Les fupérieures donnent auffi des rameaux au diaphragme & aux mufcles intercoftaux.

14°. *Les Sacrées.*

Les artères Sacrées font deux ou trois rameaux qui naiffent poftérieurement du tronc de l'Aorte à l'endroit de fa bifurcation. Quelquefois elles partent des Iliaques. Elles fe ramifient fur l'os facrum & fur les parties voifines. Elles pénétrent par les troux antérieurs dans le canal de cet os, où elles fe diftribuent de côté & d'autre.

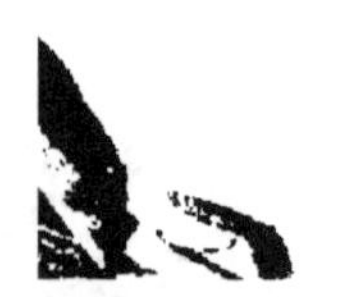

I V°.

LES ILIAQUES.

L'Aorte inférieure se partage vis-à-vis le corps de la quatrième vertébre des lombes en deux grosses branches nommées *artères Iliaques.* Chacune de ces branches se divise en deux autres à-peu-près d'égale grosseur; l'une externe & antérieure nommée *Iliaque externe*, qui s'avance vers l'arcade crurale; & l'autre interne & postérieure nommée *Iliaque interne* ou *Hypogastrique* qui se porte dans le petit bassin. Je néglige plusieurs petits rameaux qui se distribuent aux parties voisines & auxquels on n'a point donné de noms particuliers. Il faut seulement remarquer que les artères Iliaques recouvrent les veines du même nom; au lieu que les autres branches de l'Aorte marchent derrière les veines.

1°. L'*Iliaque interne ou Hypogastrique.*

L'artère Hypogastrique, à environ un travers de doigt de son origine, se recourbe obliquement de derrière en devant pour gagner le côté de la vessie , où elle prend le nom *d'artére Ombilicale.* Il sort de sa courbure quatre ou cinq rameaux principaux qui en naissent quelquefois par un tronc commun. On les désigne par les noms de *petite Iliaque*, de *Fessière*, de *Sciatique*, *d'Honteuse commune*, & *d'Obturatrice*.

1°. L'*Ombilicale*. L'artèrere Ombilicale n'est que la continuation de l'Hypogastrique. Elle remonte à côté de la vessie à laquelle elle fournit des rameaux ainsi qu'aux parties voisines. Elle monte ensuite renfermée dans un replis du peritoine, vers l'ombilic, où elle rencontre celle de de l'autre côté pour former avec elle le cordon ombilical. Cette artère ne conserve sa cavité que dans le fœtus; dans l'adulte elle se rétrécit & devient ligamenteuse un peu au dessus de la partie moyenne de la vessie.

2°. La *petite Iliaque*. L'artère petite Iliaque naît de la partie supérieure & postérieure de l'Hypogastrique, donne des rameaux à l'os *sacrum*, passe derrière le psoas & va se perdre dans le muscle iliaque & à la partie interne & moyenne de l'os des îles. Ce n'est quelquefois qu'une branche de la Fessière.

3°. La *Fessière*. L'artère Fessière est la plus grosse branche de l'Hypogastrique. Elle sort du bassin par l'échancrure ischiatique & va fe perdre dans le moyen & le petit feſſier, fourniſſant dans ce trajet des rameaux aux parties voiſines & un aſſez long qui accompagne le nerf ſciatique juſqu'à une certaine diſtance.

4°. *La Sciatique.* L'artère Sciatique ſort du baſſin par l'échanchure iſchiatique, par deſſus le muſcle pyriforme croiſe obliquement le nerf ſciatique, auquel elle fournit un rameau conſidérable qui l'accompagne; enſuite elle va ſe perdre dans le grand feſſier. Elle jette auſſi un rameau à l'articulation du femur.

5°. *La Honteuſe commune.* L'artère Honteuſe commune naît quelquefois par un tronc commun avec la Feſſière. Elle ſe diviſe en deux rameaux principaux, l'un antérieur & l'autre poſtérieur.

1°. Le rameau antérieur que l'on nomme ordinairement *Honteuſe interne*, naît quelquefois immédiatement de l'Hypogaſtrique, ſurtout chez les femmes. Il ſe jette vers la partie latérale & poſtérieure de la veſſie, fournit des ramifications aux veſſicules féminales, au col de la veſſie, aux proſtates & aux parties voiſines du rectum, dans l'homme. Il paſſe enſuite ſous la ſymphyſe de l'os pubis à côté d'une groſſe veine, gliſſe le long de la partie ſupérieure de la verge, donnant des ramifications aux

corps caverneux & s'anaſtomoſant avec
les ramifications de la Honteuſe cutanée
qui vient de la Crurale. Chez les femmes
ce rameau naît aſſez ſouvent immédiatement de l'Hypogaſtrique ; il donne des
ramifications à la matrice & au vagin &
va ſe perdre dans les parties extérieures
de la génération.

2°. Le rameau poſtérieur de la Honteuſe commune ſort du baſſin par la partie inférieure de la grande échancrure
iſchiatique, gliſſe entre les deux ligamens
ſacro-iſchiatiques, rampe le long de la face
interne de la tubéroſité & de la branche
de l'iſchium pour aller gagner les corps ca
verneux. Avant d'y arriver, il ſe diviſe pour
l'ordinaire en trois ou quatre rameaux,
dont l'un va au ſphincter de l'anus ſous le
nom *d'Hémorroïdale externe*, les autres ſe diſtribuent au tiſſu ſpongieux de l'urèthre,
aux corps caverneux & aux tégumens voiſins.

L'Obturatrice. L'artère Obturatrice ſort
du baſſin par la partie ſupérieure du trou
ovalaire , fournit des rameaux aux muſcles obturateurs & ſe perd dans le triceps
& le pectinée. Avant de ſortir du baſſin,
elle en donne un aux glandes inguinales
qui paſſe par deſſus la ſymphyſe de l'os
des îles avec le pubis.

2°.

2°. *L'Iliaque externe.*

L'artère Iliaque externe defcend obliquement fur le mufcle iliaque vers l'arcade crurale, par deffous laquelle elle fort du bas-ventre & prend le nom de *Crurale.* Elle ne donne en chemin aux parties voifines, que quelques petites artérioles auxquelles on n'a point donné de noms particuliers. Mais en paffant fous l'arcade, elle en jette deux remarquables, l'une interne nommée *artère Epigaftrique*, & l'autre externe nommée *l'Iliaque coronaire* ou *petite Iliaque externe.*

1°. *L'Epigaftrique.* L'artère Epigaftrique paffe dans l'homme derrière le cordon fpermatique, & dans la femme derrière les ligamens ronds , perce en remontant l'aponévrofe des mufcles tranfverfes pour aller gagner la face poftérieure des mufcles droits. Elle leur jette chemin faifant , des ramifications & elle va s'anaftomofer avec la Mammaire interne.

2°. *L'Iliaque coronaire* ou *petite Iliaque externe.* Celle-ci remonte obliquement de dedans en dehors le long de la crête de l'os des îles pour fe diftribuer aux mufcles tranfverfe & oblique du bas-ventre & communique avec l'artère Lombaire inférieure.

E

La Crurale.

L'artère Crurale n'est que la continuation de l'Iliaque externe qui perd son nom en paffant fous l'arcade crurale. Elle jette dès fa fortie trois petits rameaux. Le premier nommé *petite Honteufe externe* ou *Cutanée* fe diftribuë aux glandes des aînes & aux parties extérieures de la génération, où elle communique avec la Honteufe interne. Le fecond va au mufcle pectinée, & le troifième à la partie fupérieure du couturier.

Environ deux pouces au deffous, l'artère Crurale fait un contour fur la veine crurale pour venir fe placer au côté interne de cette veine. A l'endroit de ce contour, elle jette trois branches remarquables nommées *artères Mufculaires*, qui fe diftribuent aux mufcles de la cuiffe & de la jambe.

Depuis fa fortie du bas-ventre jufqu'à environ fix travers de doigts au deffous, l'artère crurale eft couchée le long de la partie antérieure & un peu interne de la cuiffe, fur le mufcle pectinée, n'étant recouverte que de la peau & de la graiffe, de l'aponévrofe du *fafcia lata*, & de quelques glandes. Elle defcend enfuite plus en ar-

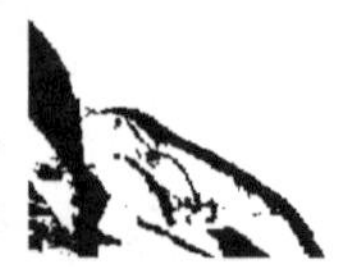

rière pour aller gagner le jarret, s'enfon-
çant entre les muscles couturier, vaste interne & triceps ; passe dans l'ouverture du
triceps inférieur, descend le long du creux
du jarret & prend le nom de *Poplitée* ou
Jarretière.

La Poplitée.

L'artère Poplitée n'est recouverte que
des téguments dans le creux du jarret. Elle
fournit de chaque côté, en cet endroit, un
rameau aux parties latérales de l'articulation. Elle continue sa route vers la partie
supérieure du tibia ; glisse entre les muscles
jumeaux & poplitée auxquels elle donne
des ramifications : après quoi elle se partage en deux branches & perd son nom.
De ces branches l'une est antérieure nommée *Tibiale antérieure*, & l'autre *postérieure*. Celle-ci se soudivise en deux autres
branches, dont l'une est nommée *Tibiale
postérieure*, & l'autre *Péronienne*.

La Tibiale antérieure.

L'artère Tibiale antérieure passe par
dessus le ligament interosseux entre la tête
du tibia & celle du péroné. Elle descend
le long de la face antérieure de ce ligament
cotoyant le tibia, & va passer sous le liga-

ment annulaire commun du pied. Elle jette dans son traiet des rameaux aux muscles voisins. Arrivée au dessus du pied, elle s'avance vers le gros orteil, & se termine par deux rameaux principaux, dont le plus considérable s'enfonce dans l'intervalle des deux premiers os du métatarse pour gagner la plante du pied, où il s'anastomose avec l'extrémité de la tibiale postérieure, avec laquelle il forme l'arcade plantaire : l'autre rameau se distribuë aux deux côtés du gros orteil.

La Tibiale postérieure.

L'artère Tibiale postérieure ou *Surale*, produit, dès son commencement, *l'artère Péronière*. Elle descend le long de la partie postérieure interne du tibia, entre les muscles extenseurs du pied & les fléchisseurs des orteils, jettant dans son chemin des rameaux à ces muscles, & un à la moëlle de cet os, qui se perd dans le canal osseux que l'on remarque à sa partie postérieure & supérieure. Elle s'avance vers la malléole interne, derrière laquelle elle passe pour gagner la plante du pied, glissant entre le muscle thénar & la face concave du calcaneum, où elle se divise en deux rameaux principaux ; un grand ou exterᴓe, nommé *Plantaire externe* , & un autre moins confidérable, nommé *Plantaire interne.*

1°. *La Plantaire externe.* L'artère Plantaire externe fe porte vers le côté extérieur de la plante du pied, s'avançant jufqu'à la bafe du cinquième os du métatarfe, d'où elle fe porte tranfverfalement & en forme d'arcade, vers le premier de ces os, où elle s'anaftomofe avec le rameau de la Tibiale antérieure dont il a été parlé ci-devant. Il part de la convexité de cette arcade des rameaux qui fe diftribuent aux côtés des orteils. Il en vient auffi de fa concavité pour les parties voifines.

2°. *La Plantaire interne.* L'artère Plantaire interne fe partage vers le milieu de la plante du pied en deux rameaux, dont l'un va au gros orteil & communique avec un rameau de la Tibiale antérieure ; l'autre fe diftribuë aux premières phalanges des orteils fuivants.

La Peronière.

L'artère Peronière defcend en ferpentant le long de la face poftérieure du peroné entre le folaire & le fléchiffeur du pouce auxquels elle donne des rameaux. Arrivée à la partie inférieure de la jambe, elle jette un rameau qui paſſe par deſſous le ligament interoſſeux & ſe perd ſur le tarſe. Elle ſe termine au deſſous de la malléole externe. On remarque dans ſon trajet pluſieurs communications avec les Tibiales.

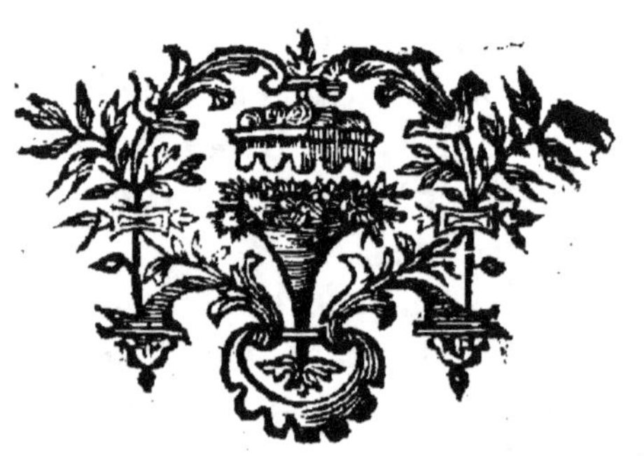

SECTION II.

DES VEINES.

TOUTES les Veines du corps humain vont aboutir à trois principaux
troncs qui font *la veine Cave*, *la veine
Porte & les veines Pulmonaires.* J'en excepte
cependant *les Coronaires* qui vont fe vuider
dans l'oreillette droite du cœur.

DE LA VEINE CAVE.

LA veine Cave eft formée par la réunion de deux gros troncs qui s'abbouchent enfemble dans une direction
prefque perpendiculaire & fe dégorgent
dans l'oreillette droite. C'eft pourquoi
on la diftingue en *fupérieure* & en *inférieure.* La première fe diftribuë principale-

E iiij

ment à la poitrine, à la tête & aux extrémités supérieures ; la seconde se distribuë
au bas-ventre & aux extrémités inférieures.

LA VEINE CAVE SUPÉRIEURE.

La veine Cave supérieure à sa sortie
du pericarde, monte en s'inclinant un peu
à gauche ; & après environ un pouce de
chemin, elle se divise derrière le cartilage
de la première des vraies côtes en deux
grosses branches nommées *Souclavières
droite & gauche*, parcequ'elles sont cou-
chées presque transversalement derrière &
sous les clavicules.

Dans l'intervalle depuis sa sortie du pericarde jusqu'à sa bifurcation, la veine Cave supérieure jette de sa partie antérieure plusieurs rameaux ; sçavoir, *la Media-
stine droite*, *la Pericardine*, *la Diaphragmatique supérieure*, *la Thymique*, *la Mammaire interne & la Tracheale droite*. Celles de même nom du côté gauche, naissent de la Souclavière gauche. Elle jette de
sa partie postérieure un peu au dessus du
pericarde une grosse branche nommée
veine Azygos ou *veine impaire*, parcequ'-
elle ne symetrise avec aucune autre.

La veine Azygos..

La veine Azygos nait poſtérieurement du tronc de la veine Cave ſupérieure un peu au deſſus du pericarde. Elle ſe courbe d'abord un peu en arrière par deſſus la naiſſance du poumon droit, embraſſant dans ſa courbure les gros vaiſſeaux pulmonaires ; elle deſcend le long du côté droit des vertèbres dorſales, & paſſe en ſortant de la poitrine entre les piliers du diaphragme pour aller ſe terminer par une anaſtomoſe très-ſenſible tantôt avec la veine Emulgente droite, tantôt avec une des Lombaires.

La veine Azygos jette du ſommet de ſon arc deux ou trois petits rameaux à la trachée artère & aux bronches. Ce ſont *les veines Bronchiales* qui répondent aux artères de même nom. Elle envoye de l'extrémité de ſon arc un petit tronc formé par la réunion des deux ou trois veines Intercoſtales ſupérieures du côté droit. Celles du côté gauche partent ordinairement de la Souclavière gauche. En deſcendant elle jette de chaque côté les ſept ou huit Intercoſtales inférieures droites & gauches. Elle donne auſſi quelquefois la Diaphragmatique inférieure & les premières veines Lombaires.

Les Intercostales. Les veines Intercostales rampent le long de la scissure des côtes & répondent aux artères de même nom. Elles reçoivent chacune une veine qui vient du canal de l'épine, par les troux intervertébraux. Toutes ces veines communiquent les unes avec les autres, & outre cela avec celles qui se distribuent à la poitrine.

Les Médiastines.

La veine Médiastine droite va se dégorger dans le tronc de la veine Cave supérieure antérieurement, un peu au dessus de l'Azygos; la gauche se décharge dans la Souclavière gauche.

Les Diaphragmatiques supérieures.

La veine Diaphragmatique supérieure droite vient antérieurement de la racine de la bifurcation: La gauche vient de la Souclavière gauche, au dessous de la Mammaire. Elles envoyent des rameaux au pericarde & au diaphragme.

Les Mammaires internes.

La veine Mammaire interne droite naît antérieurement du tronc de la veine Cave supérieure au dessous de sa bifurcation:

elle defcend le long du bord droit du *Sternum* à côté de l'artère du même nom.
Celle du côté gauche vient de la Souclavière gauche. Elles envoyent des rameaux
au mediaftin & au diaphragme. Ceux qui
paffent fous les cartilages des dernières
vraies côtes, defcendent fur la face poftérieure des mufcles droits & s'anafto-
fent avec les veines Epigaftriques.

Les Thymiques.

La veine Thymique droite naît ordinairement de la bifurcation. La gauche
vient de la Souclavière : elles rapportent
le fang du Thymus.

Les Pericardines.

La veine Pericardine droite vient de
la naiffance de la Souclavière droite ; la
gauche naît de la Souclavière gauche. Elles
fe diftribuent à la partie fupérieure du pericarde & aux parties voifines.

Les Trachéales ou Gutturales.

La veine Trachéale droite naît de la
partie fupérieure de la bifurcation : la gauche vient de la partie fupérieure de la Souclavière gauche, proche fa naiffance. Elles
fe diftribuent à la glande thyroïde, à la

trachée artère, au thymus, aux glandes bronchiales & elles communiquent avec la Jugulaire interne.

LES SOUCLAVIERES.

Les deux veines Souclavières se portent transversalement, une de chaque côté, derrière & sous les clavicules. Elles sortent de la poitrine entre la clavicule & la première côte, immédiatement devant l'attache antérieure du muscle scalene, où elles changent leur nom en celui d'*Axillaires*. La droite est plus courte que la gauche, parce que la veine Cave superieure d'où elle prend naissance, n'occupe pas le milieu de la poitrine, étant placée plus à droite : elle est aussi plus oblique. La gauche est plus longue & se porte plus horisontalement.

Chaque Souclavière avant de sortir de la poitrine fournit trois branches principales ; sçavoir, *la Jugulaire interne*, *la Jugulaire externe & la Vertebrale* ; mais la Souclavière gauche jette encore avant de perdre son nom, les petites veines Pectorales qui, du côté droit, naissent du tronc de la veine Cave supérieure. Elle donne aussi un petit tronc dans lequel vont se dégorger les Intercostales supérieures du côté gau-

che & la veine Bronchiale gauche. Le canal Thorachique s'y rend auffi.

L'une & l'autre Souclavière donnent
encore vers la partie moyenne de la clavicule une petite veine fuperficielle connuë fous le nom de *petite Cephalique*, qui
va s'anaftomofer avec la grande Cephalique.

Les Jugulaires externes.

Les veines Juguláires externes font ordinairement au nombre de deux de chaque côté, une antérieure & l'autre poflé-
rieure. Elles naiflent quelquefois par un
tronc commun de la Souclavière, montent
fur les parties latérales du col où elles ne
font recouvertes que des tégumens & du
mufcle peaucier. La Jugulaire antérieure
monte vers l'angle de la machoire inférieure & donne plufieurs rameaux à la
gorge & au vifage.

La poftérieure monte vers la glande
parotide pour fe diftribuer à la tempe &
à l'occiput.

Elles reçoivent tout le fang que rapportent les veines de la face, de la bouche,
du col & de toutes les parties extérieures
de la tête. Toutes ces veines fubalternes
font en bien plus grand nombre que les
ramifications des artères auxquelles elles

répondent. La plupart n'ont point de noms particuliers. Il n'est pas possible, à cause de leurs variations infinies, d'en faire une énumération exacte ; ce détail ne feroit qu'embarasser & chargeroit inutilement la mémoire ; je me contenterai d'indiquer quelques-unes des principales, telles que *les Maxillaires externes & internes* qui accompagnent les artères de même nom : *les Ranines* ou *Ranules* que l'on découvre sous la langue à côté du frein : *les Angulaires* qui sont placées une de chaque côté entre la racine du né & le grand angle de l'œil : *les Frontales* ou *Preparates* qui montent sur le front à côté des artères Frontales : *les Temporales* & *les Occipitales* qui répondent aux artères de même nom.

Toutes les ramifications des veines Jugulaires externes communiquent les unes avec les autres & forment par leurs anastomoses des areoles innombrables. Elles envoyent aussi de distance en distance plusieurs rameaux de communication aux Jugulaires internes, & quelques petits qui vont se dégorger dans le sinus de la dure-mere.

Les Jugulaires internes.

Les veines Jugulaires internes, une de

chaque côté, rapportent le sang de l'intérieur du crane. Ce sont les plus grosses de toutes celles qui se rendent à la tête. Elles montent latéralement le long de l'éfophage & de la trachée artère, entrent dans le crane par les troux déchirés, où elles rencontrent les fossettes jugulaires, par le moyen desquelles elles s'abbouchent avec les sinus latéraux, ou pour mieux dire, elles n'en sont que le prolongement. Elles reçoivent dans ce trajet une infinité de petites veines qui y versent le sang des parties voisines, & même des parties extérieures du crane. Elles communiquent, comme il vient d'être dit, avec les Jugulaires externes par des rameaux qui vont des unes aux autres.

Les Vertébrales.

Chaque veine Vertébrale naît de la Souclavière postérieurement, derrière la Jugulaire interne. Elle est quelquefois double. Elle enfile les troux des apophyses transverses des vertébres du col, pour aller gagner le trou condyloïdien postérieur de l'os occipital, par lequel elle communique avec le sinus latéral de la dure-mere. Quand ce trou manque, elle communique avec le sinus par le grand trou occipital.

Avant d'enfiler cet eſpèce de canal, elle jette aux muſcles voiſins une branche nommée *Cervicale.* Dans ſon trajet elle envoye des rameaux aux muſcles du col, tant antérieurement que poſtérieurement ; & elle reçoit toutes les veines qui rapportent le ſang de la moëlle de l'épine, par les troux intervertébraux..

LES AXILLAIRES.

La veine Souclavière de chaque côté perd ſon nom en ſortant de la poitrine & prend celui d'*Axillaire* qu'elle conſerve dans tout le trajet de l'aiſſelle. Elle fournit dans cet intervalle pluſieurs branches aux parties voiſines. Les plus remarquables ſont 1°. *les Scapulaires* tant interne qu'externe qui ſe diſtribuent aux muſcles de l'omoplate. 2°. *Les Thorachiques ſupérieure & inférieure.* La ſupérieure eſt connuë ſous le nom de *Mammaire externe.* Ces deux veines ſe diſtribuent aux muſcles de la poitrine & aux glandes axillaires.

La veine axillaire perd ſon nom à côté de la tête de l'humérus où elle ſe partage en deux branches principales ; l'une ſupérieure plus petite, nommée *Cephalique,* l'autre inférieure plus groſſe, nommée *Baſilique,* que l'on peut regarder comme

la

la continuation de l'Axillaire.

LA CEPHALIQUE.

La veine Cephalique reçoit un peu au deſſous de ſon origine, une petite veine qui vient de la Souclavière, ou de la Jugulaire externe, nommée *petite Cephalique*. Elle gliſſe enſuite entre les tendons des muſcles deltoïde & grand pectoral, & deſcend tout le long du bord externe de la portion externe du biceps, jettant dans ce trajet des ramifications aux parties voiſines & des communications avec la Baſilique. Arrivée au plis du bras, elle ſe partage en deux branches, une courte nommée *Mediane Cephalique* ; & une longue nommée *Radiale externe*. C'eſt la continuation de la Cephalique.

La Radiale externe ou Cephalique, deſcend tout le long du rayon, où elle n'eſt recouverte que des téguments, jettant de côté & d'autre des rameaux qui forment entr'eux & avec de pareilles ramifications de la veine Baſilique, diverſes areoles.

Arrivée à l'extrémité du radius, la Cephalique ou Radiale externe, jette ſur le dos de la main pluſieurs ramifications qui forment entr'elles & avec celles de la Baſilique, diverſes areoles qui re-

F

çoivent le fang qui revient des doigts.
Ces rameaux n'ont point de noms particuliers, à l'exception d'un qui rampe fuper-
ficiellement fur le pouce, que l'on a nommé *veine Cephalique du pouce.*

La Mediane Cephalique fe détourne
obliquement vers le milieu du plis du bras,
fous les tégumens & par deffous le tendon du biceps, où elle fe joint à une pareille branche de la Bafilique, pour former la *Mediane commune.* Il part de cette réunion deux branches ; 1°. Une plus
confidérable que M. Winflow nomme
Mediane moyenne ou *grande Mediane.*
Elle defcend fur l'avant-bras & communique par divers rameaux avec la Radiale
externe & la Bafilique. 2°. Une autre plus
profonde nommée *veine Profonde de l'a-
vant-bras* : celle-ci defcend fur la partie interne de l'avant-bras, vis-à-vis le ligament interoffeux, & jette aux mufcles de
l'avant-bras des rameaux qui communiquent avec ceux des autres branches. La
Mediane Cephalique jette auffi un rameau
qui defcend le long du radius, nommé
Radiale interne.

LA BASILIQUE.

La veine Bafilique defcend tout le long

de la partie interne de l'os du bras, sous les tégumens. Elle jette d'abord sous la tête de cet os un rameau assez gros qui communique avec les Scapulaires externes, sous le nom de *veine Humérale* ou *Articulaire.* Ensuite un peu au dessous du col de l'humerus, elle donne la *Profonde du bras* qui accompagne l'artère Brachiale, & envoye des ramifications de part & d'autre aux muscles voisins. Enfin un peu au dessous elle jette *les veines Satellites* : ce sont deux ou trois petits rameaux qui embrassent très-étroitement l'artère Brachiale.

La Basilique étant parvenuë au condyle interne de l'humérus, jette *la Mediane-Basilique* qui concourt avec la Mediane-Cephalique à la formation de la Mediane commune. Elle descend ensuite le long du cubitus, n'étant recouverte que des téguments & prend le nom de *Cubitale externe*, quoiqu'on lui continuë assez ordinairement celui de Basilique. Vers l'extrémité du Cubitus, elle jette plusieurs rameaux sur le dos de la main, qui communiquent avec ceux de la Radiale externe. L'un de ces rameaux va gagner le petit doigt, du côté du doigt annulaire, communiquant avec un de la Radiale externe. C'est la *veine Salvatelle* dont les Anciens recommandoient la saignée dans

les maux de tête & pour les fiévres in-
termittentes.

Après avoir fourni la Mediane, la Bafilique jette *la Cubitale interne* qui defcend
le long de la partie interne de l'avant-bras,
communiquant avec la grande Mediane
& les autres branches.

Toutes ces branches, tant celles de la
Cephalique, que celles de la Bafilique s'envoyent reciproquement des rameaux de
communication, par le moyen defquels
les veines plus enfoncées dans les mufcles
communiquent avec celles qui font plus
fuperficielles & forment des areoles fans
nombre. Les intérieures accompagnent
ordinairement les artères ; les extérieures
marchent feules & font plus groffes que
les autres. Elles font toutes deftinées à rapporter le fang de la main, de l'avant-bras
& du bras dans les Axillaires.

LA VEINE CAVE INFÉRIEURE.

La veine cave inférieure à fa fortie du
pericarde, perce le diaphragme dans fa
partie tendineufe & donne *les veines Diaphragmatiques droite & gauche*, qui fe
remarquent principalement à fa furface
inférieure.

Elle entre enfuite dans la grande fciffu-

re du foye auquel elle diftribuë trois grof-
ſes branches nommées *veines Hépatiques,*
qui ſe ramifient dans le foye. Dans le fœtus
la veine Cave en paſſant par le foye, fournit le *Canal veineux* qui ſe rend au ſinus
de la veine Porte: ce n'eft qu'un ligament
dans l'adulte.

En ſortant du foye la veine Cave va
gagner l'épine du dos, où elle marche à
côté de l'Aorte. Arrivée à la hauteur des
reins elle donne *les veines Renales* ou *Emulgentes*; l'une droite pour le rein droit, &
l'autre gauche pour le rein gauche. Celle-ci paſſe par deſſus l'Aorte & eſt plus
longue que l'autre.

Un peu au deſſous des Emulgentes la
veine Cave jette auſſi *les veines Adipeuſes
& Atrabilaires* qui ſe rendent à la graiſſe
des reins & aux capſules atrabilaires. Ces
veines naiſſent quelquefois des Emulgentes, ſurtout la gauche.

Un peu au deſſous des Emulgentes la
veine Cave jette ordinairement *la Spermatique droite.* La gauche vient communément de l'Emulgente du même côté. Ces
veines accompagnent les artères du même
nom, & diſtribuent dans leur trajet des
ramifications au peritoine & aux parties
ſur leſquelles elles paſſent.

Il part de la partie poſtérieure de la vei-

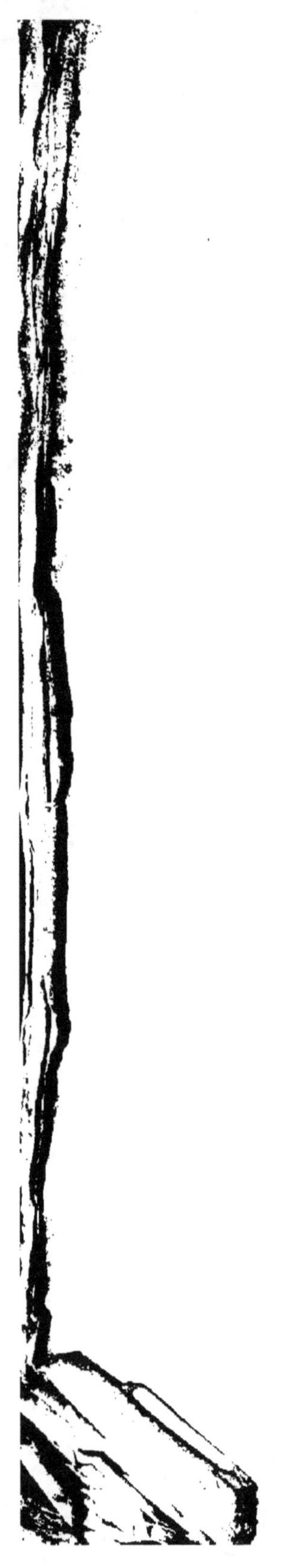

né Cave, presque vis-à-vis la Spermatique droite, un rameau qui communique avec l'Azygos. Quelquefois ce rameau vient des Émulgentes.

Les veines Lombaires naissent aussi postérieurement de la veine Cave, quelquefois par paires, quelquefois par deux petits troncs communs, un supérieur & l'autre inférieur, qui se partagent ensuite en rameaux. C'est ce qui fait qu'on les divise en supérieures & en inférieures. Ces veines envoyent des rameaux à la moëlle de l'épine par les troux intervertébraux, & aux muscles du bas-ventre.

Lorsque la veine Cave inférieure est arrivée vis-à-vis la dernière vertébre des lombes, elle glisse derrière l'artère Iliaque droite, & elle se partage en deux grosses branches nommées *veines Iliaques droite & gauche.*

De cette bifurcation naissent quelquefois *les veines Sacrées,* qui se distribuent à l'os sacrum. Elles viennent aussi plus ordinairement de l'Iliaque gauche.

LES VEINES ILIAQUES.

Environ deux travers de doigt au dessous de la bifurcation, chaque veine Iliaque se divise en deux branches subalter-

ternes, l'une interne ou poſtérieure nommée *veine Hypogaſtrique*, & l'autre externe ou antérieure, qui retient le nom d'I-
liaque.

L'Hypogaſtrique.

La veine Hypogaſtrique envoye des
rameaux aux parties internes & externes
du baſſin & ſuit à peu près les diſtributions de l'artère Hypogaſtrique, excepté
qu'il n'y en a point qui réponde à l'artère Ombilicale. Ces rameaux portent les
noms des artères qu'elles accompagnent ;
on les nomme *petite Iliaque, Honteuſe interne, Obturatrice, Feſſière, Sciatique,
Honteuſe moyenne & Hémorroïdale externe.*

L'Iliaque externe.

La veine Iliaque externe accompagne
l'artère de même nom ſur les muſcles pſoas
& iliaque, ſous l'arcade crurale où elle
perd ſon nom & prend celui de *Crurale.*
Dans ce trajet elle donne des rameaux
qui répondent à ceux qui partent de l'artère de même nom. Elle jette d'abord de
ſa partie externe *la veine Coronaire* qui
monte le long de la crète de l'os des îles.
De ſa partie interne elle donne *la veine
Epigaſtrique* qui monte à côté de l'artère
de même nom & va communiquer avec

les veines Mammaires internes. En paſſant ſous le ligamment de fallope, elle jette quelques rameaux aux glandes inguinales.

La Crurale.

La veine Crurale jette dès ſon origine quelques rameaux aux glandes inguinales, & aux parties naturelles. Ceux-ci ſont nommés *veines Honteuſes externes*. Elles communiquent avec les Honteuſes internes.

A un pouce environ de diſtance, elle donne une groſſe branche qui deſcend ſous les téguments vers le condyle interne du femur & le long de la partie interne de la jambe juſqu'à la malléole interne, où elle ſe partage en pluſieurs rameaux qui ſe répandent ſur le dos du pied. On la nomme *grande Saphene.*

La Crurale après avoir donné la Saphene, s'enfonce dans les muſcles de la cuiſſe, marche derrière l'artère Crurale juſqu'au jarret, où elle prend le nom de *veine Poplitée*. Elle n'eſt recouverte en cet endroit que par les téguments.

La Poplitée.

La veine Poplitée traverſe le jarret avec l'artère de même nom. Après avoir donné aux parties voisines quelques rameaux, elle se partage en trois branches principales , qui sont *la Tibiale antérieure , la Tibiale postérieure & la Peronière.*

La Tibiale antérieure.

La veine Tibiale antérieure se porte de derrière en devant, perce le ligament interosseux & accompagne en descendant l'artère de même nom. Arrivée au bas de la jambe elle perce ce même ligament pour aller communiquer avec la Tibiale postérieure.

La Tibiale postérieure.

La veine Tibiale postérieure descend entre les muscles solaires & jambier postérieur, accompagnant l'artère Tibiale postérieure jusques derrière la malléole interne où elle va gagner la plante du pied & donne *les veines plantaires.* Elle communique au bas de la jambe avec l'antérieure.

La Peronière.

La veine Peronière accompagne l'artère Peronière en descendant le long du peroné. Elle passe derrière la malléole externe & va se perdre à la plante du pied.

Outre ces veines que l'on nomme internes parcequ'elles plongent dans les chairs, on en remarque encore trois principales qui rampent fur la fuperficie de la jambe n'étant récouvertes que des tégumens.

La première eft la *grande Saphene* dont il a été parlé ci-devant. La feconde eft la *petite Saphene* qui naît de la Crurale un peu au deffus de la Poplitée, ou de la Poplitée même ; elle defcend le long de la partie poftérieure externe de la jambe, va gagner la malléole externe où elle fe termine par des ramifications cutanées. La troifième porte le nom de *Surale*. Elle naît de la partie fupérieure de la Tibiale poftérieure & quelquefois de la Poplitée. Elle defcend le long de la partie poftérieure de la jambe, communiquant avec les deux autres.

Il faut remarquer ici, comme nous l'avons fait pour les veines des bras, que les veines tant intérieures qu'extérieures s'envoyent réciproquement une multitude de rameaux par lefquels elles communiquent entr'elles & forment des areoles fous les tégumens. Celles qui font fuperficielles ne font point accompagnées d'artères & font fujettes à une infinité de variations. Les internes au contraire accompagnent les artères de même nom & fuivent un ordre plus conftant. Les unes & les autres jettent dans leur trajet des rameaux aux

muſcles voiſins pour réprendre le ſang qui
y a été apporté par les artères & le rapporter dans le torrent de la circulation.

DE LA VEINE PORTE.

LA veine Porte eſt un tronc de veine
conſidérable qui reçoit le réſidu du
ſang qui a été porté aux viſcères du bas-
ventre par les rameaux de l'artère Cœliaque & par les deux Méſentériques, pour
le répandre enſuite dans la ſubſtance du
foye. On peut avec Mr. Winſlow conſidé-
rer ce tronc, comme compoſé de deux groſſes veines qui s'abbouchent à contreſens,
dont l'une ſe ramifie dans le foye ſous le
nom de *veine Porte Hépatique*, & l'autre
envoye ſes rameaux à l'eſtomach, aux in-
teſtins, au pancreas, à la rate, au méſen-
tère & à l'épiploon, ſous le nom de *veine Porte Ventrale*.

Le tronc de la veine Porte inférieure
dont il s'agit principalement ici, eſt ſitué
ſous la face concave du foye. Il deſcend
un peu obliquement de droite à gauche
derrière l'artère Hépatique depuis le ſinus
de la veine Porte Hepatique avec lequel
il s'abbouche, juſques ſous la tête du pancreas, où il ſe partage en deux ou trois

branches. La première qui paroît comme la continuation du tronc, se nomme *Mésentérique* ou *Mésaraïque supérieure.* La seconde est nommée *Splénique*, & la troisième *Mésentérique inférieure* on *Hémorroïdale interne.* Celle-ci n'est ordinairement qu'une branche de la Splénique. Mais avant de se partager, la veine porte jette de son tronc.

1°. *Les veines Cystiques* au nombre de deux, qui se distribuent à la vesicule du fiel.

2°. *La Pylorique* qui se rend au pylore & à la petite courbure de l'estomach où elle communique avec la Coronaire Stomachique.

3°. *La Duodenale* qui se distribuë à l'intestin duodenum & au pancreas.

4°. *La Gastro-epiploïque droite* qui naît le plus souvent de la Mésentérique supérieure, & se distribuë à la grande courbure de l'estomach du côté droit.

La Mésentérique supérieure.

La veine Mésentérique superieure accompagne l'artère du même nom entre les lames du mésentère, forme une arcade en descendant, & jette tant de la convéxité que de la concavité de cette arcade, des ramifications à l'intestin jejunum, à l'i-

leum, au cœcum & à une portion confidérable du colon. Elle en diftribuë auffi
à l'eftomach, au duodenum, au pancreas
& à l'épiploon, par lefquels elle reçoit le
fang qui revient de ces parties.

La Splenique.

La veine Splenique fe porte tranfverfalement vers la rate, le long de la face inférieure du pancreas, pour aller s'enfoncer dans la fciffure de la rate. Elle reçoit
dans ce trajet.

1°. *La Coronaire ftomachique* qui vient
de l'orifice gauche de l'eftomach.

2°. *La Gaftro-épiploique gauche* qui vient
de la groffe extrémité & de la grande courbure de l'eftomach & de la portion de l'é-
piploon qui y eft attachée.

3°. *L'Epiploique gauche* qui fe ramifie
fur l'epiploon.

4°. *Les Pancreatiques* qui fe diftribuent
au pancreas.

5°. *Les Vaiffeaux courts.* Ce font deux
ou trois petites veines qui aboutiffent à la
groffe extrémité de l'eftomach.

La Méfentérique inférieure ou Hémorroïda-
le interne.

La veine Méfentérique inférieure ou

Hémorroïdale interne, naît le plus ordinairement du commencement de la Splénique. Elle jette des rameaux au duodenum, à l'arc supérieur du colon où elle communique avec la Méfentérique supérieure, à la portion gauche du colon & au rectum jufqu'à l'anus : d'où lui vient le nom d'Hémorroïdale interne.

LA VEINE PULMONAIRE

LA veine Pulmonaire ou plutôt les veines Pulmonaires, au nombre de quatre, rapportent le fang des poumons dans l'oreillette gauche du cœur. Il en fera parlé plus au long dans l'hiftoire du cœur & des poumons.

Fin de l'Angiologie.

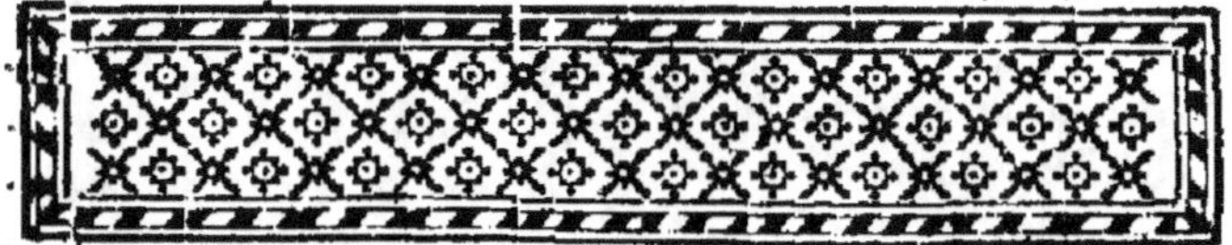

TABLE.

Abrégé d'Anatomie. Angiologie, page,   1.
Des Artères & des Veines en général,   2.
SECTION I. Des Artères,   21.
De l'Artère Pulmonaire,   ibidem.
De l'Aorte,   22.
Division générale de l'Aorte,   23.
——————— de l'Aorte ascendante,   24.
Les artères Coronaires,   ibid.
Les Carotides,   26.
La Carotide externe,   27.
La Carotide interne,   34.
Les Souclavières,   36.
L'Axillaire,   44.
La Brachiale,   45.
La Cubitale.   47.
La Radiale,   50.
Division de l'Aorte inférieure ou descendante,   51.
Le Conduit ou Ligament artériel,   ibid.
Les Pericardines,   ibid.
La Bronchiale,   52.
Les Esophagiennes,   ibid.
Les Intercostales,   ibid.
Les Diaphragmatiques inférieures,   53.
La Cœliaque,   ibid.
La Méfentérique supérieure,   55.
Les artères Renales ou Emulgentes,   56.
Les Capsulaires ou Atrabilaires,   ibid.
Les Spermatiques,   ibid.
La Méfentérique inférieure,   57.
Les Lombaires,   58.
Les Sacrées,   ibid.
Les Iliaques,   59.

L'Iliaque interne ou Hypogaſtrique,   ibid.
L'Iliaque externe,   63.
La Crurale,   64.
La Poplitée,   65.
La Tibiale antérieure,   ibid.
La Tibiale poſtérieure,   66.
La Peronière,   67.
SECTION II. Des Veines,   69.
De la veine Cave,   ibid.
La Veine Cave ſupérieure,   70.
La veine Azygos,   71.
Les Médiaſtines,   72.
Les Diaphragmatiques ſupérieures,   ibid.
Les Mammaires internes,   ibid.
Les Thymiques,   73.
Les Pericardines,   ibid.
Les Trachéales ou Gutturales,   ibid.
Les Souclavières,   74.
Les Jugulaires externes,   75.
Les Jugulaires internes,   76.
Les Vertébrales,   77.
Les Axillaires,   78.
La Cephalique,   79.
La Baſilique,   80.
La veine Cave inférieure,   82.
Les veines Iliaques,   84.
L'Hypogaſtrique,   85.
L'Iliaque externe,   ibid.
Le Crurale,   86.
La Poplitée,   ibid.
La Tibiale antérieure,   87.
La Tibiale poſtérieure,   ibid.
La Peronière,   ibid.
La veine Porte,   89.
La Méſentérique ſupérieure,   90.
La Splénique,   91.
La Méſentérique inférieure,   ibid.
La veine Pulmonaire,   92.

Fin de la Table.